病院前救護をめぐる
法律問題

杏林大学総合政策学部教授
橋本 雄太郎 著

東京法令出版

病院前救護をめぐる法律問題

目　次

第1章

法律的な考えの必要性
－危機管理としての機能－

1　はじめに

最近、救急業務、とりわけ救急救命士の資格を有する救急隊員が行う傷病者搬送途上における心肺停止傷病者（ＣＰＡ（cardiopulmonary arrest）傷病者）に対する応急処置に関して、その処置範囲拡大をめぐる問題に関心が集まっている。平成３（1991）年に、より効率的で質の高い救急活動の確保を求めて救急救命士法が制定され、平成４（1992）年から救急救命士の資格を有する救急隊員が徐々に各救急隊に配属されるようになり、病院前救護（プレホスピタル・ケア）が成果を上げてきている[1)]。そして、更なる救急効果の向上のために、救急業務の一層の高度化が望まれているところである。しかし、医師法第17条により、医師でない者の医業は禁じられており、救急救命士を含む救急隊員の行う応急処置はかなり制約されている。ここに、救急活動のジレンマが存在する。一般に、様々な分野で規制緩和が進められているが、救急救命士救急隊員（以下「救急救命士」と略称する。）の応急処置範囲の拡大は、医療行為に対する規制緩和とみることもできる。ただ、応急処置範囲の拡大を認める際には、他の医療従事者と異なり、救急隊に属する救急救命士の場合には、その業務の場が医療機関内になく、医師の指示を直接面前で受けにくい環境にあることも十分考慮しなければならない。こうした状況にあって、近時次々に、病院前救護体制の在り方に関する検討が、厚生労働省、総務省消防庁、東京消防庁など様々な関係省庁でなされている。とりわけ、平成14（2002）年12月11日に厚生労働省と総務省消防庁合同の「救急救命士の業務のあり方等に関する検討会」（松田博青座長）から提出された報告書は、後述するように処置範囲拡大等の救急業務の高度化を一気に図る内容のものであった。ただ、こうした病院前救護に関して、救急業務の高度化した状況を踏まえて、法律学の視点から論じたものはこれまでほとんど見あたらない[2)]。そこで、本書では、病院前救護をめぐる法律上の諸問題について、以下、検討していきたい。

2　病院前救護について法律的側面から論じる必要性

このところ、救急業務に関するシンポジウムや講習会などで、病院前救護をめぐる法律問題が取り上げられる機会が増えてきている。数年前まではあまり見られなかった傾向である。なぜ、このように法律的側面から論じる必要が出てきたのであろうか。その理由・背景として、いくつかのことが挙げられる。

第一に、近時救急業務の高度化に伴う病院前救護体制に関する動きが急展開を見せているが、それに対する法令整備が十分になされていないために、救急活動の範囲が不明瞭な状況に置かれていることが挙げられる。したがって、救急活動を行う者にとっては業務範囲が不明確なままに日常業務に励まざるを得ない状況に置かれていることになる。日常の救急業務においては、消防法や救急救命士法等の法規や消防庁長官が定めた救急業務実施基準等に基づき、各消防本部の属する自治体が制定した救急業務に関する規程及び各消防本部で策定した救急活動実施マニュアル等に従って活動することになっているが、これらの実施要領だけでは不明瞭で解決できない問題に直面した経験を、救急隊員であればだれしももっておられると思う。近時の応急処置範囲拡大の流れを観察していると、種々の抵抗を受けながらも、事実先行型で後追いのような形で所轄官庁からお墨付きを与えられながら進行しているような印象を個人的にはもっている。例えば、法案成立を急ぐあまり争点先送りの形で成立した救急救命士法は、平成3年の制定時以来、依然として高度化した救急実務の実態に十分対応できる明確な内容になっておらず、活動範囲があいまいなままになっている。特に、医師法との関係で、医療行為が開始されるのは医療契約が締結されたとみなされる医療機関搬送後の診療が開始された時点以降であって、それまでの救急活動は、応急処置範囲が拡大し実質的には病院搬送後の診療行為に継続する一連の医療行為の初期部分と認めざるを得ないにもかかわらず、あくまで、搬送後の診療行為とは別個独立の公的サービスの一環として実施される応急処置行為と法的には解釈されている。その結果、医師法に規定されている医療行為に抵触しない応急処置とは具体的にどのような行為を指すのかを検討しなければならない。仮に当該応急処置がその範囲を逸脱したとみなされると、善意でなされた業務行為であっても違法ということになってしまう。したがって、救急救命士は、救急救命行為を実施するに当たって、現行の法律上の制約の中でどのように考え、どのように行動すればよいのかという疑問を抱きながら日常業務を遂行されているものと想像される。このことは、救急救命士の資格を有しない、救急Ⅰ課程、救急Ⅱ課程あるいは標準課程修了の救急隊員においても同じように、疑問・不安を抱きながら日常業務を遂行されているものと考える。また、ＰＡ連携が実施されるようになったが、ポンプ車に乗って最初に現場に駆けつけた救急隊員の資格を有しない消防隊員も、救急隊員が到着するまでの間、現場で傷病者に対してどのような応急処置を実施することが法的には許されているのかという疑問を抱きながら業務に当たっているものと想像する。そこで、的確な救急活動の確保と救急活動に携わる者の自己保全のために、法律の視点からの解説・理解の必要性が求められているのである。

第二に、救急活動の現場で、搬送対象傷病者等との間で法的な紛争に巻き込まれた事例、あるいは発展しそうな事例が増えてきていることが挙げられる。その背景として、国民の権利意識及び人権意識の向上に伴い、何事においても泣き寝入りを許さず、権利を主張する風潮が定着してきていることが挙げられる。例えば、傷病者の自己決定権に基づく搬送拒否あるいは応急処置拒否事例、救急隊員の言動に対するクレーム等、この点に係わる事例には事欠かない。これらの具体的な事例については、第７章以下において、類型化した上で考察することにする。こうしている間にも、救急活動の現場では、搬送対象傷病者との対応いかんによっては法的紛争に発展するのではないかという事例に遭遇し、恐れと不安を抱きながら、救急業務に邁進されているものと思われる。また、救急業務の高度化に伴う処置範囲拡大の動きは、報道等によって広く国民に周知されるようになってきたので、単なる搬送業務だけではなく高度な応急処置を期待する搬送対象傷病者等から、種々の事情から高度の応急処置の実施を躊躇していると、応急処置の不作為に対するクレームが生じてくる可能性もでてきた。さらに、救急活動に支障をきたすような妨害行為も意外に多数発生している。その中には、救急隊員の身体に危害が加えられた例もある。そこで、このような事例について、日常の救急業務の遂行を円滑にしておくためにも、その対応を法的に明確にしておく必要がでてきたことも、救急業務に関する法律問題がいろいろな機会に取り上げられるようになってきている理由として挙げられる。

第三に、メディカルコントロール（以下「ＭＣ」と略称する。）体制の下で事後検証システムが構築され、運用されていることに伴い、このシステムを活用することによって紛争予防機能も期待できるようになってきたことが挙げられる。すなわち、この事後検証システムは、既に行われた救急活動を的確に評価し、救急隊員にそれをフィードバックすることで紛争防止のための特別予防としての教育効果が生じるとともに、各消防本部は各々の事例を分析することで紛争防止のための一般的予防としての措置の策定を可能にするという優れた機能をもつ制度ということができる。そこで、この有益なシステムを活用し、その効果をより発揮させるためには、医療に関する知識や技量の修得・充実だけでは十分ではなく、消防本部幹部職員や救急隊員自身が、関連法規を理解し、関係する法律知識をもっていることがどうしても必須となる。このようにして、ようやく救急業務をめぐる法律知識をもつ必要性が認識されるようになってきた。このような認識が定着しつつあることも、救急業務に関する法律問題が注目されるようになってきている理由の一つとして挙げられる。

第四に、救急隊員が不幸にして紛争に巻き込まれた場合に体験し感じる法曹関係者の救急業務に関する理解不足と、その結果自分達に不利益な判断が下されるのではないかという不安感から、自分自身を守るためには訴訟手続の流れや法律基礎知識や法的な思考方法を身につけておく必要があるという危機管理意識が出現し始めたことが挙げられる。すなわち、法曹関係者による評価に不満をもつだけでは何の解決にもならないことから、法律知識を身につけ、法曹関係者の考え方を理解することによって法曹関係者に対して自己の主張を的確な表現方法で表す術を身につけ、納得のいく評価を獲得するという、自己の主張を法的に理論武装化することで自分を守ろうという危機管理意識が出現し始めたのである。

第五に、第四との関連で、後述するように活動記録票のもつ訴訟上の意味を自覚するようになったことが挙げられる。すなわち、紛争が発生した場合に、救急隊員自身を守るために活動記録票が有用であることが認識されるようになり、法的視点から、どのような記載をすればいいのか、また、どのような事柄について記載が必須なのかを確認しておきたいという意識が救急隊員や消防本部の間で高まってきているのである。特に、活動記録票について裁判所によって文書提出命令が認められた事例が出されたことから（東京地裁決定平成16年９月16日（判例時報1876号65-69頁））、法的評価を意識した記載方法・書き方にしなければならないこと、また、そのための工夫・注意が必要なことが自覚されるようになってきたのである。

このような救急活動をめぐる諸状況を考えると、より効率的で、迅速・的確な救急活動を保持し向上させていくためにも、救急活動をめぐって生じる紛争の予防・処理に係る問題を明確にすることで救急隊員の自己保全を図るためにも、救急活動を法律的側面から考察する必要があるものと考えられる。別の言い方をすれば、病院前救護活動に関して、法律学の危機管理としての機能からの分析が求められているということができる。

3 知っておきたい法律基礎知識

救急活動をめぐる法律問題を考察するにあたって、知っておきたい法律基礎知識、特に、法律上の責任についてのチェックをしていく。

法律上の責任の種類には、大別すると、民事責任、刑事責任、行政処分の三つがある（その他、職務上の懲戒処分がなされる場合もある。)。この三つの責任は、同時に三つすべての責任が問われることもあれば、そのうちの一つないし二つの責任のみが追及されることもある。例えば、自家用車を運転中に漫然と運転していたために歩行者にぶつかり全治２週間程度の傷害を負わせてしまったという身近な事例を用いて三つの法的責任の具体的な適用を考えてみると以下のようになる。

まず、刑事責任について手続の流れを概略する。このような場合、道路交通法第72条に基づき、運転者は警察に事故を通報する義務が存在する。そこで、通報に基づいて警察官が事故現場にやってきて、事情聴取や現場検証を実施する。この交通事故事例において、警察官は刑法第211条の業務上過失致傷罪に該当する可能性のある事件と思料して現場にやってくる。したがって、刑事訴訟法上、この段階から捜査が開始されることになる（刑事訴訟法第189条第２項)。捜査機関として警察官が犯罪捜査活動をする場合には、刑事訴訟法上、警察官は司法警察職員と呼ばれる。捜査には、逮捕や家宅捜索のような強制捜査と、公道での実況見分や聞き込みなどの任意捜査がある。このうち、強制捜査は、逮捕や捜索・差押などの身体の拘束や平穏な生活の侵害などの人権侵害行為を伴うので、憲法上、現行犯の場合を除いては、捜査機関の請求に基づき裁判官の発する逮捕令状や捜索令状などの令状がなければ行うことができないとされている（憲法第33条、第35条)。上記の交通事件の場合には、酒気帯びでもない限り、いきなり強制捜査に及ぶことは通常考えられない。このような事例では、司法警察職員による任意の取調べの後、事件が、同じく捜査機関である検察庁に送致されることになる。検察庁において、法曹資格を有する検察官による取調べ等を受けた上で、起訴（通常の公開裁判で審理されることになる公判請求）されるか、略式命令請求（書面審理だけで罰金刑が科されることになる略式手続の請求）されるか、不起訴（後述する起訴猶予処分を含む）されるか、のいずれかの処理が検察官によってなされることになる。起訴されて刑事裁判に発展した場合には、公判廷において冒頭手続、証拠調べ手続を経て、判決が言い渡されることになる。業務上過失致傷罪の場合の刑罰としては、５年以下の懲役若しくは禁錮、又は100万円以下の罰金が法定刑として予定されている。

なお、３年以下の懲役若しくは禁錮又は50万円以下の罰金の言い渡しを受けたときは、執行猶予が付けられる場合もある。執行猶予とは、有罪判決に基づいて宣告された刑の執行を、判決時に一定期間猶予することを宣告し、その執行猶予期間中、法令を遵守して平穏な生活を送っていた場合には、猶予期間満了時に言い渡された刑罰の効力がなくなる、すなわち刑を執行されることがなくなることをいう。報道用語では、執行猶予の付かない刑の言い渡しのことを実刑判決と呼んでいる。これが、刑事責任を問われる場合の一般的な刑事手続の流れである。このように、刑事責任は、刑罰という形式で問われ、警察及び検察による捜査手続を経て、裁判手続のみによって科されるものである。私人・公人を問わず、裁判手続以外の方法で刑罰を科すことはできない。ただし、刑罰というものは、死刑や様々な自由を奪って刑務所に収容する懲役刑を想起すれば理解できるように、極めて過酷なものである。また、「ムショ帰り」という言葉から連想されるように、人はとかくレッテルを貼りがちで、これが社会復帰の阻害要因になる傾向が見られる。確かに刑罰は犯した罪の応報として償うために必要なものであるが、刑罰権の行使にあたっては諸般の事情、例えば、他の制裁方法、反省度、被害弁済などを考慮して謙抑的に慎重に行使されなければならない。そういうところから、わが国には、有罪を立証できる十分な証拠を収集していたとしても、検察官は、起訴を猶予することができるという起訴便宜主義の制度が存在している（刑事訴訟法第248条）。したがって、警察更には検察による捜査が行われたとしても、特に、医療過誤や救急活動中の不注意に起因する事故に関しては、当該過失行為が単純明白で、しかも悪質であるというような事情でもない限り、現在の刑事司法の傾向を斟酌すると、裁判に持ち込まれる事例は少ないといえる。ただし、一度刑事裁判にまで発展した場合には、その有罪率は相当高くなる。

この刑事手続の流れとは別に、交通事故事例の場合、警察は同時に、免許点数を加算する、あるいは免許を停止するという処分を科すこともある。これが行政処分である。この行政処分と刑事手続とは、交通事故事例の場合に、同じように警察が関与するが、全く別の責任追及方法である。救急活動中の事故などに関して、救急救命士の場合には厚生労働大臣によって免許停止処分等が科せられる場合がある。

民事責任は、これらとは異なり、原状回復や金銭賠償で紛争を解決しようとするもので、必ずしも裁判手続による必要はなく、訴訟外の和解や示談等でも紛争が解決されることもある。通常、民事手続は、訴えを起こした側の原告の代理人である弁護士と、訴えられた側の被告の代理人である弁護士が、訴訟内外で争う形式で進行する。損害賠償請求や慰謝料請求などの民事紛争の訴えの理由となる請求原因としては、契約等の債務不履行に基づく場合と、不法行為に基づく場合等がある。上述の交通事故事例では、加害者である運転者と被害者との間にこの事故をめぐる契約関係は存在しないので、運転者の不行為責任をめぐって争われることになる。また、交通事故の場合には、運転者側は自動車損害賠償保険補償法に基づいて強制あるいは任意の損害賠償に加入しているので、そこからの支払いをめぐって、損害保険会社と被害者などが争うケースも存在する。医療関係者の場合も、日常業務に関して種々の損害賠償保険に加入しているので、不法行為等に基づく損害賠償のほかに、損害賠償保険から賠償金が支払われることがある。救急活動中の紛争、事故あるいは過誤の場合も、交通事故の場合とほぼ同様の法律関係が発生する。各消防本部の行う救急活動の場合には、搬送対象傷病者との間に契約関係が存在することはないので、債務不履行責任が問われることはありえない。ただし、交通事故事例と異なるのは、次章で詳論するように、公務として実施されているので、救急隊員が個人として不法行為責任を追及される可能性はほとんど考えられず、国家賠償法に基づく損害賠償責任が救急隊員の所属する地方公共団体に対してなされることになる点である。また、救急隊員は、消防職員賠償責任保険や救急救命士賠償責任保険などに加入しているので、そこからの支払いをめぐって争われるケースも想定される。さらに、救急活動中の事故の場合には、消防本部等の管理者・使用者は、民事上の使用者責任あるいは国家賠償法に基づく損害賠償を請求される可能性もある。このような場合に、刑事法上も、管理者・使用者に対しては、刑事上の監督・管理過失の責任が問われる可能性がある。

こうした裁判等による法律上の判断は、裁判時に立って、行為当時存在していたすべての事情を判断材料にして事後的に判断するというレトロスペクティブなものである。これに対して、救急活動中の判断は、制約された時間と限られた情報の中でのプロスペクティブな意思決定ということになる。したがって、過失の内容である不注意、すなわち注意義務の判断にあたっては、前者の方が行為者にとって厳しい判断になりがちである。それゆえ、両者の異なる判断視点・材料を斟酌した上で両者の調和策を考えなければ、紛争当事者は得られた結論に承服しがたいことになる。そこで、医療過誤紛争における医療水準の考え方を勘案すると、この種の紛争処理にあたっても、救急活動中の過誤であれば、救急活動行為当時の救急水準という注意義務の有無の認定基準を設定して、判断することにしている。では何が救急水準かといえば、救急活動行為当時の標準的な救急隊員養成課程の教科書あるいは救急救命士養成課程の教科書に記載されている手技や内容、あるいはＭＣ協議会の指導の下に作成された救急処置マニュアル等が水準とされることになる。したがって、救急業務に携わるものは、注意義務を尽くして業務を行っており、法的な責任を追及されないといえるためには、救急水準に達した救急活動ができるように日々研鑽に努めることが求められる。また、各消防本部等も、所属救急隊員の救急水準を維持し高めるための環境を作る責務があるということになる。

（注釈）

1）救急隊編成別３か月生存率は、搬送者が心原性疾患の場合、標準課程修了者のみで編成されている救急隊の場合0.0%であるのに対して、常時１名の救急救命士が配置されている救急隊の場合は4.0%と顕著な有意差が見られる（『平成13年版消防白書』290頁）。

2）丸山富夫監修：神戸市消防局法令研究部編『救急活動と法律問題』（東京法令出版、1997年）、中村哲『救急医療を巡る法律問題について』、同『医療訴訟の実務的課題』（判例タイムズ社、2001年）所収328-407頁（特に356-369頁）、日本救急医学会メディカルコントロール体制検討委員会編『病院前救護とメディカルコントロール』第５章Ｅ「病院前救護の法的問題」（医学書院、2005年）160-165頁等。

第2章

救急業務高度化に伴う
病院前救護に関する
行政の動きと救急需要の現状

1　病院前救護に関する行政の動き

戦前の消防組織は警察制度の一部とされていたが、昭和22（1947）年12月23日公布（昭和23（1948）年３月７日施行）の消防組織法により自治体消防制度が発足し、警察組織から分離独立した。東京都特別区に関していえば、東京消防庁が救急業務を警視庁から引き継いだ。しかし、昭和23（1948）年７月24日公布（昭和23（1948）年８月１日施行）の消防法においても、消防は火災の予防・消火・鎮圧を主たる業務として行う組織として考えられており、救急業務に関しては明確に規定されておらず、各地方公共団体の自主的制度として行われていた。すなわち、消防組織法第１条の「被害の軽減」あるいは地方自治法第２条第３項第９号（平成11年の地方自治法一部改正で削除）の「病人、老衰者等を救助し、援護し、若しくは看護すること」等の規定により、地方公共団体に傷病者の救護をする一般的責務が存在することは認められていたものの、具体的な実施方法について規定した法律はなく、各地方公共団体が救急業務を開始するに当たっては、条例等で、各々がその実施方法、範囲等について規定していかざるを得ない状況であった。そうした状況の中で、各地方公共団体は個別に救急業務を開始していったのである。ただし、戦後の混乱と人的・物的資源不足から、救急業務を各地方公共団体において直ちに実施できたわけではなかった。さらに、こうした状況に対応して、救急業務開始に当たって、直ちに各地方公共団体で条例が制定されていたわけでもなかった。例えば、東京都特別区の場合は、前述のように昭和23（1948）年に東京消防庁が救急業務を開始していたが、救急業務に関する条例は、「消防関係救急業務に関する条例」として昭和27（1952）年10月２日に制定されている（その後、東京都特別区に関しては、この条例が全面改正され、昭和48（1973）年３月21日に新たな「救急業務等に関する条例」が制定されている。）。もちろん、東京都においても救急業務は、こうした組織変更や法律・条例の有無にかかわらず、昭和11（1936）年１月20日に警視庁消防部（当時）[1)]が救急車６台で運用を開始して以来粛々と行われていた。そして、交通事故等の急激な増加に伴い救急体制の全国的な整備を図る、昭和38（1963）年に行われた消防法の改正（昭和38（1963）年４月15日、昭和39（1964）年４月10日施行）で、第２条に第９項が追加され、ようやく、救急業務が国レベルの法律制度として消防法の中に組み入れられることとなったのである[2)]。この段階で、全国214市町村が救急業務を実施していた。消防による救急業務が法制化され、実施されることになったことは、救急業務が高度化に向かって発展する契機となった。ただ、改正された消防法第２条では、救急隊の任務を搬送に限定し、しかもその対象を災害による事故とこれに準ずる屋外事故及び公共事故としていた（ただし、同法施行令第42条で例外的に屋内事故を加えていた。）。すなわち、救急業務は、あくまで災害対策という消防業務に付随するものであって、急病者はその対象に入っておらず、搬送中の応急処置も規定されていなかった。しかし、単なる搬送業務にとどまらず、搬送中の応急処置を望む国民や現場からの要請が次第に強くなっていったのである。それが可能になったのは、昭和53（1978）年７月１日の消防庁告示「救急隊員の行う応急処置等の基準」によってである[3)]。この告示では、傷病者が医師の管理下に置かれるまでの間において、その生命が危険であり、又はその症状が悪化されるおそれがある場合に、比較的簡単な処置で、複雑な検査や器具の操作を必要とすることなく成し得る応急処置が、救急業務とされることになった。この告示の内容が、その後、昭和61（1986）年４月15日の消防法の改正で、法律の中に取り込まれることになった。すなわち、消防法第２条第９項において、括弧書きの中で、「搬送」のうちには、「傷病者が医師の管理下におかれるまでの間において緊急やむを得ないものとして、応急の手当を行うこと」が含まれることとされ、法律上も応急処置が救急業務の正当な業務行為とされることになったのである。括弧書きとはいえ、救急隊員の行う応急処置が法律上で認められた画期的な法律改正であった。さらに、「応急措置基準」が平成３（1991）年８月５日に改定され、「比較的簡単」な処置の文言が削除され、血圧計、聴診器、心電図の使用等ができるようになった。ここまでは、自治省（当時）消防庁の動きであった。これとは別に、厚生省（当時）管轄下で、平成３（1991）年に救急救命士法が制定（平成３年４月23日公布、平成３年８月15日施行）され救急救命士制度が創設された。この結果、救急救命士は、救急救命処置を医師の指示の下に行い（同法第２条第２項）、さらに、医師の具体的な指示がある場合に限り、いわゆる「３点セット」と呼ばれている、電気的除細動、器具を用いた気道確保、輸液を行うことができるようになった（同法第44条）。そして、診療の補助として救急救命処置ができるようになり（同法第43条）、救急救命処置の中には、実質的に医療行為と考えられるものが含まれることになった。従来、救急隊員の応急処置は医療行為ではないとされてきたこと（昭和33（1958）年医発第480号の１）に比べると、実質的に大きな変化であった。

なお、救急救命士法の立法の際の各院の社会労働委員会の議事録を参照すると、多くの議員から、今日救急救命士制度の問題点として取り上げられている点はほとんど指摘されており、具体的・現実的な課題として浮き彫りにされているが、これに対する政府側の答弁はあいまいなままに終わっており、成立を急ぐあまり、必ずしも十分な審議がなされて成立したものとはいい得ない。また、議論の尽くされていなかった事柄については附帯決議が両議院でなされている。すなわち、立法過程において、時間をかけて十分な審議を尽くしていれば、今日この制度に関する問題とされる事柄の多くは、この段階で解消できたものと考えられる[4)]。

このように、救急隊による搬送中の応急処置に関する行政や法律上の取扱いは、質的向上を目指してダイナミックに変化してきているが、更なる救急救命処置の高度化を図ることを目指す動きは、ここ数年、以下のような急展開をみせている。

心肺停止傷病者（ＣＰＡ傷病者）に対して、救急隊員等が直ちに心肺蘇生法を実施する必要のあることは、心肺停止後の時間経過と生還率を示したドリンカー（Drinker）の生存曲線の理論[5]からも明らかである。厚生省（当時）は、平成12（2000）年５月、「病院前救護体制のあり方に関する検討会」報告書[6]において、救急現場又は搬送途上における心拍再開の割合を高めることが喫緊の課題であるとの認識から、救急業務において、医学的観点から救急救命士を含む救急隊員が行う応急処置等の質を保障するためのＭＣが必要なこと、科学的な根拠に基づき、充実したＭＣの下で、必要な資質を備えた救急救命士による救急救命処置の高度化を図ることが、大きな社会的要請であると指摘した。一方、総務省消防庁も、平成13（2001）年３月、「救急業務高度化推進委員会」報告書において、傷病者搬送途上における救命効果の向上を目指し、救急救命士を含む救急隊員が行う応急処置の質を向上させ、救急救命士の処置範囲の拡大等救急業務の更なる高度化を図るため、医師による救急救命士を含む救急隊員に対する指示、指導・助言体制の高度化、救急活動の事後検証体制の充実及び救急救命士の再教育体制の充実を図ることが適切であり、これら三つを主眼においたＭＣ体制整備を早期に進める必要があると指摘した。そして、これらの報告書に基づき、総務省消防庁は救急救助課長名で都道府県消防主管部長あてに、平成13（2001）年７月４日付で、「救急業務の高度化の推進について」の通知を発した。また、同日付で、厚生労働省も医政局指導課長名で都道府県衛生主管（部）局長あてに、「病院前救護体制の確立について」の通知を発した。さらに、日本医師会も、医師会長名で平成13（2001）年７月10日付で都道府県医師会長あてに、「救急業務の高度化の推進について」の通知を発した。さらに、総務省消防庁は救急救助課長名で都道府県消防主管部長あてに、平成13（2001）年７月19日付で、「救急業務の高度化の推進に係る実施計画の作成及び報告について」の通知を発し、ＭＣ体制構築の実施計画案作成を一定期間内に策定し、更にその内容を報告するように求めた。これらを受けて、例えば、東京消防庁では、平成13（2001）年７月９日、総監名で、「医学的観点から救急救命士を含む救急隊員が行う応急処置等の質を保障する体制はいかにあるべきか」というＭＣ

のあり方について、東京消防庁第24回救急業務懇話会に諮問している。これに応えて、同懇話会は、平成14（2002）年３月、『医学的観点から救急救命士を含む救急隊員が行う応急処置等の質を保障する体制はいかにあるべきか』という答申書を総監に提出した。

こうした救急業務の高度化推進について行政側の動きがある中で、平成13（2001）年11月に、秋田市消防本部で救急救命士が気管挿管を恒常的に行っていたことが公になり、更に同種事案が他の消防本部でも行われていたことが次々に公にされ、やむにやまれず医師でなければすることが認められていない気管挿管を実施している供給現場の実態が明らかにされることとなった[7]。他方、日本航空（ＪＡＬ）［当時］は、国際線運航のために、平成13（2001）年10月から航空機に自動体外式除細動器（以下、ＡＥＤ（Automated External Defibrillator）と略称する。）の搭載を開始し、同年12月、客室乗務員にその使用を認める厚生労働省の通知が発せられ、ＡＥＤの使用を始めた[8]。このような、救命率向上のための規制緩和を求める救急現場の動きを受けて、平成14（2002）年７月22日に厚生労働省と総務省消防庁の合同の「救急救命士の業務のあり方等に関する検討委員会」から、十分な訓練の実施などの一定の条件で救急救命士に気管内挿管を認める方向で検討していくという中間報告が出された。さらに、同年12月11日に同委員会から、救急救命士による除細動器（二相性波形除細動器の普及が望まれるが）については医師の包括的指示の下で使用、すなわち医師の個別の具体的指示なし使用を平成15（2003）年４月を目途として、気管挿管に関しては、全身麻酔の患者を対象とした気管挿管を30症例以上病院実習で修了していること等の一定の諸条件を充たしている救急救命士に限定的に実施することを平成16（2004）年４月を目途として認めるべきであるという報告が提出された[9]。そして、実際に、この報告の内容と日程で、医師の個別の指示のない除細動器の使用と気管挿管が実施されることになった。包括的指示下での除細動の実施については、救急救命士法施行規則の一部改正（平成15（2003）年３月26日付厚生労働省医政局長通知）で第

21条第１号が削除され、「救急救命処置の範囲等について」の改正（同日付総務省消防庁救急救助課長通知）によって、可能になった。また、気管挿管については、「救急救命士法施行規則第21条第３号の規定に基づき厚生労働大臣の指定する器具」の改正（平成16（2004）年３月23日付厚生労働省告示）及び「救急救命士の気管内チューブによる気道確保の実施について」（同日付総務省消防庁救急救助課長通知）、「救急救命士の気管内チューブによる気道確保の実施のための病院実習等について」（同日付総務省消防庁救急救助課長通知）によって、実施可能になった。さらに、救急救命士の薬剤（エピネフリン）投与の実施に係る通知（「救急救命士の薬剤（エピネフリン）投与の実施について」（総務省消防庁救急救助課長通知）、「救急救命士の薬剤投与の実施に係るメディカルコントロール体制の充実強化について」（総務省消防庁救急救助課長・厚生労働省医政局指導課長通知）、「救急救命士の資格を有する救急隊員に対して行う就業前教育の実施要領の一部改正について」（総務省消防庁救急救助課長通知））が、平成17（2005）年３月17日に発せられ、平成18（2006）年４月１日以降、薬剤投与に関する所定の講習及び実習を修了した救急救命士は、医師の個別の具体的指示を受けることにより、心肺機能停止の状態にある搬送対象者に対し、診療の補助行為として薬剤投与を実施することが可能となった。このように、救急業務の高度化に伴う病院前救護体制に関する動きは最近急展開を見せており、救急救命士も医療人として認知されるようになり、プレホスピタル・ケアは新しい段階に入ってきたということができる。

病院前救護体制に関する行政の動きについての考察を通して、いみじくも、唄孝一博士がすでに約40年前に指摘されておられていた[10]こと、すなわち、「そもそも救急業務というものは種々の次元・場面において二面的性格を持ち合わせており、その曖昧さが問題を複雑化し、解決を困難にしている要因になっている」ことが明確になったものと考える。例えば、救急業務が行政面でどの官庁に属する職務かといえば、現在では総務省消防庁が主管するものであるが、医療と密接不可分の関係にあるため厚生労働省の管轄する分野も含まれている。また、現在では消防業務の中に組み入れられているものの、歴史的に見れば、警察業務の範疇に入っていたこともある。その消防業務においても、消防行政の中核は、出場要請件数からすれば救急業務の約100分の１に過ぎないものの、その名称が示しているように消火・防火活動という防災面にあり、救急業務は必ずしもメインの地位にはない。さらに、事実上救急処置は救急隊現場到着時の開始から搬送先医療機関収容後も継続的に行われているにもかかわらず、医療行為が実施されるのは搬送先医療機関到着後とされ、法律的には搬送中の応急処置はあくまで公的サービスの一環としての搬送業務にしかすぎないとされているのである。実質的には医療行為と同様の行為をしながら、明確に医療行為とはみなされず、救急活動に対しては種々の法律上の制約が加えられているのが現状である。そういう曖昧な「はざま」に救急活動は置かれているのである。その一方で、救急業務に対する国民の高度な応急処置に対する期待は高まり、「はざま」に置かれていることが十分に認識され検討されないまま、「医療行為」ではなく「応急処置」あるいは「救急救命処置」という言い方で、近時高度化がなされている。しかし、医師法第17条の「医師でなければ、医業をなしてはならない。」という文言に固執するのも問題であるが、国民や現場からの強い要望があるからといって、安易に規制を緩和することも問題である。あくまでも、重症あるいは重篤な傷病者を恒常的に安全・適切に救うことを第一に考えなければならない。また、感染症に感染するおそれ[11]を抱きながらも傷病者のために日夜救急業務に励む現場救急隊員のことも十分に考えなければならない。本書では、これまで曖昧にされてきたこれらの点をできる限り明確にしながら、病院前救護体制の抱える法的問題について考察していく。

2　救急業務の実施状況[12)]

平成16（2004）年中における全国の救急業務の実施状況は、出場件数は502万9,108件（救急車によるものに限定）、搬送人員474万3,469人（救急車によるものに限定）である。東京消防庁管内[13)]（以下、東京と略称する。）では、出場件数67万8,178件、搬送人員62万6,231人である。これを全国4,711隊、東京217隊（うち特別区155隊、受託地区62隊）の救急隊で、全国５万7,936人、東京1,965人の救急隊員（救急Ⅰ課程修了以上の資格者）が交替で、全国5,636台（予備車両を含む。うち高規格救急車3,637台）、東京217台（全車高規格救急車。このほか、非常用80台、特殊車両３台）[14)]を使用して搬送している。救急隊員のうち救急救命士有資格者は、全国で１万5,303人、東京で1,450人である。救急救命士を運用している消防本部は全国の98.9%、全国4,711隊のうち73%、3,439隊で運用されている。東京は100%である。搬送人員のうち、全国で51.7%、東京で59.4%が、入院・通院加療を必要としない軽症傷病者である。また、東京では、出場要請があり、現場に出場したものの、辞退・立去り・誤報等で不救護になった件数が全出場件数の9.1%（６万1,416件）存在する。搬送理由となった事故種別でみると、全国で急病58.7%、交通事故13.3%、東京で急病60.3%、交通事故13.2%である。急病のうち、全国で、脳疾患とみられるもの11.5%、心疾患とみられるもの9.8%である。また、出場から現場到着までの所要時間は、全国で平均6.4分、東京で平均６分18秒。出場から搬送先医療機関到着までの所要時間は、全国で平均30.0分、東京で平均30分42秒。出場から帰署までの所要時間は、東京で平均78分18秒となっている。平均走行距離は東京で出場から帰署まで平均10.8kmで、このうち現場から搬送先医療機関の平均走行距離は4.1kmである。さらに、救急隊員による応急処置実施状況を見ると、全国で97.8%、東京で86.7%実施している。65歳以上の高齢者の搬送人員に占める割合は、全国で42.5%、東京で36.7%となっている。このような運用状況の数値を概観する限り、医療資源や高規格救急車の配車状況等については全国均一ではないものの、数値的なものをみる限り運用状況の上では、全国平均と東京とでそれほど差異があるようには認められない。しかし、医療資源の偏在や消防組織が市町村の責任で管理されていることから生ずる組織規模の違いによって、救急隊員特に救急救命士の養成、ＣＰＡ傷病者の搬送業務、ＭＣ体制確立等において、大都市の消防本部の場合とそれ以外の地域の消防本部とで地域格差が存在していることは否定できない。地域格差の一面に、大都市消防本部に特有の問題として、救急需要対策がある。一例として、東京消防庁に限って考察すると、出場件数は、１隊年間平均3,199件、１隊１日平均8.7件である。年間出場件数が4,000件を超える隊が４隊存在する（大阪市には5,000件を超える隊も存在する。）。１件の出場から帰署までの所要時間は前述のように78分18秒であることから、帰署後の書類作成・機器の整備などの時間を通算すると１日平均13時間以上搬送業務に従事していることになる。しかも、ＧＰＳを利用した動態管理システムをとっていることや、消防署にいる間にも業務が存在することを考慮すると、救急隊員の疲労・ストレスは相当なものになることが容易に想像できる。そうした厳しい勤務状況の中で救急救命処置に当たっているのである。この状況は、東京消防庁に限った現象ではなく、都市型救急の各消防本部が抱える深刻な課題である。そこで、そのような厳しい状況を少しでも改善し、年々増加する救急需要に応じていくために、救急隊の増強、応急手当早期実施のためのＰＡ連携（救急隊のみで応じきれない場合にポンプ車（消防車）を出場させ、ポンプ車と救急隊と連携をとりながら応急手当を実施するファイア・クイック・エイド）、救急隊員の労務管理のためのローテンション乗車、出場件数の比較的少ない救急隊と出場件数の多い救急隊を出場件数の多い時間帯に入れ替える移動配置等の各種方策について東京消防庁をはじめとする各消防本部では模索し、実施している。しかし、これらの方策も抜本的なものとはいえない。

一方、東京消防庁が平成14年度に文部科学省統計数理研究所に研究委託してまとめられた、「東京都における救急需要の将来予測と効果的抑制策に関する研究」報告書によれば、今後も救急出場件数の増加が予測され、このままで推移すれば平成27年には東京消防庁管内では出場件数が年間116万件という数値が算出されている。しかしながら、統計学的知見から分析を行った結果、救急需要件数増加を説明できる明確な要因は抽出することができなかった。したがって、統計学的見地から効果的な抑制策を提示するには至っていない。そこで、本来あるべき救急サービスを確保し、救命効果を向上させるために、増大する救急需要に対する大きな抑制効果の期待できる抜本的な方策の検討・策定が緊迫の問題となっているのである。

3　病院前救護をめぐる法律上の問題の整理

より効率的で質の高い救急活動の確保と救命率の向上のために、現在の高度化した救急業務に伴う病院前救護（プレホスピタル・ケア（Pre-Hospital Care））において、どのような法律上の検討課題が存するのか。検討すべき課題を整理すると、下記のようになると考える。

【総論的、体系的問題】

①オンライン・ＭＣ体制下における救急業務従事者相互の法律関係と関係者の法的責任

救急隊員、メディカルコントロール・ドクター（以下、ＭＣ医と略称する。)、消防本部、搬送先医療機関の民事・刑事責任

②オフライン・ＭＣ体制に関する法律上の問題

ＭＣ医の資格要件、救急救命士の病院実習中の事故、事後検証システムの法的意義と必要性

③現場に居合わせたバイスタンダー（bystander）が躊躇することなく

応急手当ができる社会の形成
「応急手当実施者保護法（よきサマリア人法（Good Samaritan Law））」は必要か
④119番通報受信時における重症度・緊急度判断（トリアージ）と救急隊現場到着時の重症度・緊急度判断及び搬送先医療機関初診時における重症度・緊急度判断をめぐる法律問題
⑤救急需要対策のための救急サービスの見直し
本質的な救急サービスの確保と患者等搬送事業者の利用促進のための法律整備

【各論的、個別具体的な問題】
⑥搬送関係：⑴器物損壊事例
⑵搬送拒否事例
⑶搬送先医療機関の選定・受け入れ拒否、連絡齟齬
⑷傷病者多数の場合の重症度・緊急度判断
⑸搬送傷病者の所持品の取り扱い
⑦応急処置：⑴処置拒否事例
⑵不作為事例
⑧救急業務の妨害：公務執行妨害罪・威力業務妨害罪該当事例
⑨守秘義務との関係：マスコミ取材への対応、捜査協力
⑩民事裁判・刑事裁判に発展した事例における証人尋問・証拠保全手続

これらの課題について、重複を避けながら、順次考察することにする。なお、大規模災害時の病院前救護に関しては、別の機会に考察する。

参考までに、これを、病院前救護の現状を踏まえて、時系列的に整理してみると下記のようになる。

(1)傷病者発生時（119番通報以前）の現場に居合わせた人の役割と法的責任

119番通報者の医学的知識と応急手当能力向上のための制度整備

現場に居合わせた人が躊躇することなく応急手当ができる体制構築

(2)119番通報受信時の重症度・緊急度分類システムの構築

(3)本来の救急搬送業務確保のための救急車運用方針の見直し

(4)119番通報後救急隊到着前の消防本部通信指令室及び救急隊ＰＨＳを利用しての応急手当の実施をめぐる関係者の法的責任

(5)救急隊現場到着時の重症度・緊急度分類システムの構築

(6)搬送先医療機関における初診時トリアージ効率化のシステム構築

(7)病院間転院搬送における救急車運用方針の見直し

（注釈）

1）明治7（1874）年東京警視庁が創設されると消防事務は警視庁が管轄することになった。大正2（1913）年に警視庁等に専任の消防部長が置かれた。日本で最初に救急車を備えて救急業務を行ったのは昭和8（1933）年の横浜市である。続いて、翌年に日本赤十字社が2台の救急車を配備したのが東京では最初で、昭和10（1935）年に警視庁に救急車6台が配備され、翌年（昭和11（1936）年）から救急業務が開始された。

なお、昭和11（1936）年は、出動件数1022件、837人を救護している。救急業務を開始した初期頃の様子については、井田三郎『救急救命士への長い道』（近代消防社、2004年）2-11頁に詳しく書かれている。

2）唄孝一『救急医療の法制的課題』、同『医事法学への歩み』（岩波書店、1970年）

所収329-389頁は、この消防法改正について、その意義と問題点を丹念に論じたものである。

3）この告示の改定の背景になった事情を考察するものとして、「特集　救急医療」ジュリスト641号（昭和52（1977）年）17-63頁。

4）昭和38（1963）年以降の行政の動きを簡明に紹介するものとして、宇都木伸「医と法の対話⑨　救急医療」法学教室137号（平成4（1992）年）66-67頁。

なお、法令解説資料総覧121号（平成3（1991）年）4-10頁は、各院社会労働委員会の議事内容を簡潔に紹介している。

5）Philip Drinkerによる心肺停止からの生還率を示した曲線（WHO報告書、1966年）。心肺停止が長いほど回復不能になることを時間経過ごとに示している。例えば、心肺停止後1分後に心肺蘇生を実施した場合の生還率は97%、3分後では75%、5分後では25%、10分後では0%。

6）報告書では、病院外における心原性の心肺停止傷病者のうち、病院到着後よりも病院到着前に心拍を再開しているものの方が3ヶ月後の生存率が高い（40.4%）という調査分析結果を明示している。

7）平成13（2001）年11月27日付朝日新聞他新聞各紙は、秋田市消防本部において、気管挿管を恒常的に実施（5年間に1508件）していたことを伝えている。さらに、同年12月15日付朝日新聞では青森下北消防本部、同年12月23日付朝日新聞では山形酒田地区消防組合において、同様のことが実施されていたことが報道された。

気管挿管等の行為を行っていた疑いのある事例が一部地域で判明したことに対して、平成13（2001）年12月3日総務省消防庁は「救急業務における法令の遵守について」（消防救第330号）という通知を素早く消防庁救急救助課長名で各都道府県消防主管部長あてに発し、救急業務を行うに当たって改めて法令を遵守することの徹底を図った。

8）樋口範雄他「救命と法－除細動器航空機搭載問題を例にとって」ジュリスト1231号（平成14（2002）年）104-134頁参照。

9）「救急救命士の業務のあり方等に関する検討会」報告書の各論部分の要旨は次のようなものである。

・除細動に関しては、平成15（2003）年4月を目途に、広く救急救命士に対し包括的指示による実施を認めるべきである。二相性波形除細動器の早期導入を図る必要がある。また、無脈性心室頻拍についても除細動の対象とすべきである。

・気管挿管に関しては、従来の救急救命士に認められている気道確保の方法「ラリンゲアルマスク、食道閉鎖性エアウエイ」の最大限活用を図るべきであり、さらに、医師の具体的な指示の下に限定的に気管挿管の実施を認める必要がある。救急救命士による気管挿管が認められるためには、実習ガイドラインを策定した上で、所定の30症例以上の実習を修了すること等の条件が必要である。

・薬剤投与（エピネフリン等）を認めることの適否に関しては、使用が想定される薬剤の有効性や危険を伴う行為であること等から、今後その検証等を行い、早期に結論を得るものとする。

10）唄孝一・前掲注釈２）引用・374-383頁。

11）救急業務中の感染症感染の危険性について、昭和62（1987）年４月「救急業務等の実施に当たってのＡＩＤＳ感染防止対策の確立について」通達（消防救38号）、昭和62（1987）年９月「救急業務の実施に当たってのＢ型肝炎感染防止対策の徹底について」通知（消防救110号）など。

12）『平成17年版消防白書』第２章第４節救急体制 及び『平成16年救急活動の実態』（東京消防庁、2005年）による。

13）東京消防庁の管轄区域は特別区であるが、受託地区として、島しょ部を除いた多摩地区のうち消防に関する事務を委託された24市３町１村（東久留米市と稲城市を除く。）である。

14）高規格車とは、救急処置用機器を備えた大型救急車のことである。

第3章

オンライン・メディカルコントロール体制下における救急業務従事者相互の法律関係と関係者の法的責任

1　プレホスピタル・ケアとしての救急業務の法律関係

救急業務は、消防法第２条第９項により、搬送業務（ambulance service）をいうが、既述のように、単なる搬送行為だけでなく、必要な応急処置を行うことも含まれている[1)]。そして、救急隊員は資格制度の中で、有する資格に応じて、応急処置の範囲を異にしている。最近、救急救命士の処置範囲の拡大に関心が高まっており、救命率向上のために応急処置の範囲が広く認められるようになってきているが、その結果、現在、救急隊員には、救急Ⅰ課程修了者、救急Ⅱ課程修了者、救急救命士、気管挿管を実施可能な救急救命士、気管挿管及び薬剤投与を実施可能な救急救命士の５段階の者が存在し、各々応急処置の範囲を異にしているという複雑な構成になってきている（表１）。このうち、救急救命士の行うプレホスピタル・ケアとしての救急業務において、心肺停止傷病者（ＣＰＡ傷病者）を第三次救急医療体制[2)]としての救命救急センターに搬送する場合には、種々の法律上の問題が生じる可能性がある。すなわち、心肺停止傷病者に対しては、いわゆる「３点セット」と呼ばれている、電気的除細動、器具を用いた気道確保、輸液という医療行為の範疇に入る行為を救急救命士が実施することになるからである。この「３点セット」について、既述のように、平成15（2003）年４月から、救急救命士に対し、包括的指示による実施が認められた。さらに、現在では、救急隊指示・指導医であるＭＣ医[3)]の個別の具体的な指示の下に気管挿管と薬剤投与も実施可能になったことは第２章において既述したとおりである。

表１　応急処置範囲

種別			処置内容					
			気道の開放と確保	呼吸の確保	循環の確保	心電図モニター	心室細動及び無脈性心室頻拍に対する処置	傷病者観察、創傷処置等
救急救命士	救急標準課程	救急Ⅰ課程修了者	・吸引器による口腔内の吸引 ・背部叩打、ハイムリック法による咽喉異物の除去 ・頭部後屈あご先挙上法 ・エアウエイによる気道確保	・人工蘇生器（手動引金式）による酸素吸入・人工呼吸 ・バッグバルブマスクによる人工呼吸	・用手心マッサージ ・体位（ショック体位）			・止血、熱傷、創傷、骨折に対する処置 ・体位管理、保温
		救急Ⅱ課程修了者	・咽頭鏡、マギール鉗子による異物除去 ・経鼻エアウエイによる気道確保		・自動式心マッサージ器による心マッサージ ・ショックパンツによる処置	・心電図伝送		・聴診器による観察 ・血圧測定 ・パルスオキシメーターによる測定 ・在宅医療継続中の傷病者に対する処置
			・食道閉鎖式エアウエイ、ラリンゲアルマスク及び気管内チューブによる気道確保		・乳酸リンゲル液を用いた静脈路確保のための輸液		・自動体外式除細動器による除細動 ・薬剤投与	

（注）財団法人救急振興財団救急救命東京研修所リーフレット　より。一部改変

ところで、医師でない者が医業を行うことは医師法第17条で禁止されており、同法第31条により非医師が医業を行った場合は３年以下の懲役又は100万円以下の罰金に処せられることになる。したがって、救急隊員は医師ではないので、医業はできず、どのような応急処置であるならば医業に該当せず実施できるのかが問題になる。他方、救急救命士法第43条で診療の補助として救急救命処置ができることとされ、更に同法第44条で医師の具体的な指示があればいわゆる「３点セット」を実施することが救急救命士には認められている。しかし、医師法第20条で無診察診療は禁止されており、医師が患者を一度も診察せずに医療行為を医療関係者に指示することは認められていない[4)]。一般に、救急隊により搬送先医療機関に搬送される場合において、医療契約が締結されるのは、医療機関に到着し、搬送先医療機関の医師により診療が開始された時点と解される。したがって、この搬送先医療機関の医師が搬送傷病者の診療を開始するまでの間は、医師による無診察診療状態といえ、ＭＣ医による具体的な指示は本来出せないことになる。実際の救急業務においては、消防本部通信指令室に待機しているか、すぐに通信指令室から連絡可能な状態にいるＭＣ医が、救急救命士からの要請を受けて、指示、指導・助言を行い、それに基づいて、「３点セット」といわれる行為を救急救命士が実施している。そして、このＭＣ医と救急隊との関係は、救急救命士に限らず、傷病者の病態把握や手当の方法に関して、一般の救急隊員もこのシステムを活用してＭＣ医から指導・助言を受けることもあることから、救急救命士固有の問題ではなく、オンライン・ＭＣ体制の下においては避けて通ることのできない問題である。このように、ＭＣ医というのは、各消防本部に設けられている内部的な基準を充たしている救急救命に精通した医師ではあるものの、患者＝搬送対象傷病者を直接診察していない状況で、要請に対して、指示、指導・助言をするという構造になっており、厳密に言うならば、医師法に違反して、無診察で医療行為を指示していると言わざるを得ない。しかし、実際には、救急救命士法第44条により、単なる救護の範疇を越えて、ＭＣ

医の指示、指導・助言に基づき救急救命士により診療の補助として医療行為が実施されていて、実質的に連続した医療行為が搬送前後を通して継続して行われていると解するのが素直な見方である。この実質的に連続した一連の行為を、診療契約締結時との関係で、法律上の形式論理としては、救急隊による搬送段階と搬送後病院に収容された段階とに分断しているものとととらえざるを得ない。そこで、この複雑な救急救命士をめぐる法律関係を論ずるに当たって、まず、その相互関係を図1で示し、この図を参照しながら考察していきたい。

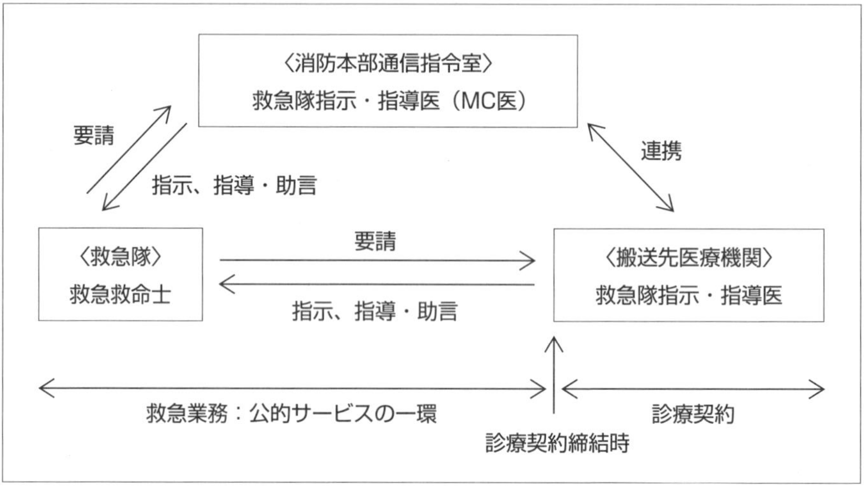

図1　オンライン・MC下における救急業務従事者の相互関係

この図は、主として第三次救急医療体制（救命救急センターへの搬送）を念頭に置いた、オンライン・MCの流れについて示したものである。救急救命士は、例えば搬送対象傷病者が心肺停止状態であると観察した場合には、消防本部通信指令室に待機している救急隊指示・指導医（MC医）に搬送先医療機関の選定等の他、処置方法について傷病者の観察結果を伝えながら指示・指導等の要請を行うことになっている。これを受けて、MC医は救急隊員に処置方法について具体的な指示、指導・助言を与え、これに従って、例えば、救急救命士は搬送中の傷病者に処置を行う。さらに、場合によっては、効率的で質の高い、そして救命率の向上を図ることを目的にして、消防本部指令室ＭＣ医と、あらかじめ登録してある搬送先医療機関救急隊指示・指導医が連携をとり、消防本部指令室ＭＣ医から引き継いで直接救急救命士と搬送先医療機関指示・指導医が処置方法について逐次連絡（要請と指示、指導・助言）を取り合いながら医療機関まで搬送することができるようにするシステムが現在構築される過程にある。この図の右側は、そのことを示している。以上が、オンライン・ＭＣの流れである。

軽症、重症を問わず救急隊による傷病者の搬送行為は、通常、公的サービスの一環あるいは公法上の規制に服する特殊な民法上の緊急事務管理（民法第698条）としてなされると解されている[5)]。したがって、傷病者搬送中に、救急救命士法第44条を受けて救急救命士法施行規則第21条に規定されている特定行為（輸液、気道確保、薬剤投与）は、搬送後の医療行為とは別個独立の、公的サービスの一環として実施される救急業務行為ということになる。そして、既述のように、この特定行為はＭＣ医の具体的な指示の下に救急救命士が行う医療行為と解するのが素直なとらえ方である。そこで、救急救命士の行為が正当化される根拠として、ＭＣ医と救急救命士とが医療チームを組んでおり、いわば両者を頭と手足の関係のような一体のものとしてとらえ、直接医師が出向いて診察する暇のない一刻を争う緊急事態であることを前提に、人間でいうならば、目に当たる救急救命士が五感の作用で観察し、その情報が神経細胞の機能を果たす無線あるいはＰＨＳを通して、脳に当たるＭＣ医に伝えられ、その情報を受け取ったＭＣ医が脳としての機能から判断・命令し、それに基づいて手足（補助者）として救急救命士が一連のチーム医療の一環として特定行為等を実施するという構成をとっているとみなすことができる。というよりは、こう考えざるを得ないものと思われる。なぜなら、このような論理構成をとることにより、医師法第20条の問題はかろうじて避けられるものと考えるからである。

このようにして実施される特定行為は、救急救命士に事前に包括的に指示されればよいのではなく、救急現場又は搬送途上にその都度行われる個別的・具体的指示をもとになされなければならない。なぜなら、救急救命士が特定行為をするに当たって医師の指示を救急救命士法第44条で必要としたのは、その行為が医療行為に該当するからであって、しかも、搬送傷病者の容態は千差万別であって具体的な指示を必要と考えたからである。したがって、救急隊からの要請及びそれに応じた指示、指導・助言は必須である。仮に、救急救命士がＭＣ医の指示、指導・助言に基づかずに特定行為を行った場合には、特段の事情のない限り、医学的に相当な処置であったとしても、違法といわざるを得ない。

問題は、個別具体的な指示、指導・助言の内容である。おそらく事後に紛争が生ずるとすれば、この点をめぐる問題が争点になってくるものと思われる。ここに、救急救命士制度が円滑かつ適切に機能するための核心の一つが存在する。その意味で、顔の見えない関係にある者同士で、非常に短い時間、せいぜい数十秒という間に済ませなければならない要請及び指示、指導・助言のやり取りを円滑かつ適切に機能させるためには、ＭＣ医の資格要件、指示、指導・助言の方法・内容・水準とそのための教育・訓練方法、救急隊員の観察技能・表現力の教育･訓練、事後的な検証システムの構築等について具体案を策定しておく必要がある。その具体案策定については次章で考察する。

2　オンライン・メディカルコントロール体制における関係者の法的責任

これまでのところ、傷病者搬送中に救急救命士が傷病者に特定行為を施した結果、過誤、事故あるいは紛争を発生したという事例に関する裁判例は散見し得ない。しかし、救急業務が高度化し救急救命士による特定行為を実施する頻度が高まってくると、当然、予期せぬ過誤、事故あるいは紛争[6]がいつ発生するとも限らない。そこで、関係者の注意をするためにも、予想される過誤あるいは事故の事例を表２のように大まかに類型化し、各々の設例における関係者の法的責任について考察することにしたい。

表2

①　救急救命士が、消防本部通信指令室ＭＣ医の指示、指導・助言を要請し、ＭＣ医の指示、指導・助言に従って特定行為を行った結果、過誤あるいは事故が発生した場合

［Ａ］ＭＣ医の指示等が誤っていた場合
［Ｂ］救急救命士の搬送対象傷病者に対する観察が正確でない、あるいは状況説明が適切でなく、それに基づいてＭＣ医から指示等が出された場合
［Ｃ］救急救命士の搬送対象傷病者に対する観察も正確であり、状況説明も適切であり、それに基づくＭＣ医の指示等にも誤りはなかったが、救急救命士の実際の処置に過誤が生じた場合
［関連Ｄ］搬送中の傷病者に対して特定行為の実施の必要があったにもかかわらず、要請に対するＭＣ医からの指示等がなく、救急救命士が特定行為を実施しなかった場合
［関連Ｅ］救急救命士がＭＣ医の指示等なしに特定行為を行った場合

②　搬送先医療機関のＭＣ医と連絡を取り、救急救命士が、搬送先医療機関のＭＣ医の指示、指導・助言を要請し、ＭＣ医の指示、指導・助言に従って特定行為を行った結果、過誤あるいは事故が発生した場合

［Ａ］ＭＣ医の指示等が誤っていた場合
［Ｂ］救急救命士の搬送対象傷病者に対する観察が正確でない、あるいは状況説明が適切でなく、それに基づいてＭＣ医から指示等が出された場合
［Ｃ］救急救命士の搬送対象傷病者に対する観察も正確であり、状況説明も適切で、それに基づくＭＣ医の指示等にも誤りはなかったが、救急救命士の実際の処置に過誤が生じた場合
［関連Ｄ］搬送中の傷病者に対して特定行為の実施の必要があったにもかかわらず、要請に対するＭＣ医からの指示等がなく、救急救命士も特定行為を実施しなかった場合

以下では、この表２の各設例について、救急救命士、（消防本部指令室）ＭＣ医、消防本部、搬送先医療機関ＭＣ医、搬送先医療機関の各々の刑事責任、民事責任について順次考察する。

〈刑事責任〉

まず、刑事責任から検討する。該当可能性のある条文・罪名は、刑法第211条業務過失致死傷罪と救急救命士法第44条第１項違反罪（同法第53条第１号で６月以下の懲役若しくは30万円以下の罰金）等である。ただし、たとえ、形式的に行為が各本条で定める構成要件に該当していたとしても正当業務行為の範囲内として、あるいは緊急避難が成立するとして、犯罪不成立になる余地が十分に考えられる。また、刑罰は最後の制裁手段（ultima ratio）として謙抑的に行使されなければならないという刑事法の基本的な考え方からすると、仮に実体法上犯罪が成立していたとしても、必死に業務に邁進しているＭＣ医や救急救命士の態度や、搬送対象傷病者の生命危険の逼迫度、過失犯であること等を考慮して刑事訴訟法第248条（起訴便宜主義）により起訴猶予処分になる可能性がかなり高いものと考えられる。したがって、捜査の結果、検察官により起訴され、公判手続を経て、有罪とされる事例は極めてまれなことと思われるが、以下では、各設例における成立可能な犯罪類型について検討しておく（ただし、いずれも因果関係が認められる場合である。）。

①－［Ａ］の設例では、救急救命士はＭＣ医の指示通りの処置を行っているにすぎないので、救急救命士は医師の指示に従わなければならないことから、救急救命士に刑事責任を問うことはできない。しかし、ＭＣ医は業務上過失致死傷罪に問われる可能性がある。さらに、ＭＣ医は非常勤公務員あるいは非常勤準公務員として消防本部に勤務しており、消防本部はＭＣ医の任命権者として、監督する責任が存在する。したがって、消防本部担当責任者にも監督過失が成立する可能性が存在する。

①－［Ｂ］の設例では、ＭＣ医の刑事責任が問われることはないが、救

急救命士が業務上過失致死傷罪に問われる可能性がある。その場合に、過失犯の成立要件である注意義務違反の有無が問題となるが、その注意義務違反に当たるかどうかの基準は、行為当時の救急救命士として要求される観察能力あるいは状況説明能力の水準ということになる。すなわち、医療過誤事件において医師の過失責任の有無の判断基準になる医療水準論に準じて、救急救命士の場合も考えるべきである。なぜなら、プロスペクティブ（prospective）に意思決定し行動しなければならない医療側の行為を、レトロスペクティブ（retrospective）に判断する法律実務側、特に裁判所の判断との異なる判断視点の調和策として評価される医療水準[7)]に準じて、救急救命水準というものを設定して過失の有無を判断することにしなければ、救急業務側にとって納得できる判断ができないものと考えるからである。救急隊員が初めて出会った傷病者に対して瞬間的にどのような応急処置をするか判断しなければならないのに対して、裁判所の判断は過去にさかのぼってその当時存在していた様々な事情とその後判明した事情について時間をかけて検討して結論を下す。したがって、救急隊員からすれば、当然厳しい判断が裁判所によって下されることになりがちなので、その判断には承服しがたいということになる。そこで、救急救命士の注意義務の有無の訴訟上の判断に関しても、救急救命水準というものを設定して考えなければならない。標準課程修了の救急隊員の場合にも同様に、救急隊員としての応急処置水準というものが設定されることになる。この場合の救急救命水準とは、行為当時に救急救命士の養成課程で用いられているテキストに掲載されている内容・技法と、各消防本部で策定している活動基準・プロトコールなどがそれに当たる[8)]。この水準は、救急医学における医学水準でも医療水準でもない、救急救命士としての救急救命水準である。したがって、救急救命士は国家資格を取得した後も、日々研鑽に努め、絶えず、その時期の救急救命士としての救急救命水準を研修会等を通して把握しておく必要がある。また、各消防本部や財団法人救急振興財団なども、救急救命士に対し、救急救命水準に照らした救急救命処置の講習会・

研修会を定期的に開催し、研鑽の機会を与える責務があるものと考える。それゆえ、消防本部担当責任者にも、そうしたことについての指導あるいは研鑽の機会を全く設けなかった場合には、刑事上の監督過失責任が成立する可能性がある。

①－［C］の設例では、ＭＣ医の刑事責任が問われることはない。救急救命士は業務上過失致死傷罪に問われる可能性がある。さらに、消防本部担当責任者にも監督過失が成立する可能性がある。

①－［関連D］の設例では、救急救命士は救急救命士法第44条第１項の規定を遵守し、最善の努力を払ったあるいは払おうとしていたのに、ＭＣ医からの指示等がなく、特定行為を実施し得なかった場合であるので、不作為についての刑事責任は問われない。ＭＣ医は業務上過失致死傷罪になる余地があり、もしこれが成立すれば、ＭＣ医委嘱及び監督に関する消防本部担当責任者にも監督過失が成立する可能性がある。

①－［関連E］の設例では、ＭＣ医の刑事責任が問われることは当然ない。救急救命士には、業務上過失致死傷罪と救急救命士法第44条違反罪が成立する可能性がある。ただし、この場合でも、ＭＣ医に連絡を取ろうと努力している、容態が緊迫している、医療機関までの搬送に時間がかかりそうであるというような状況が認められる場合には、緊急避難が成立する可能性が高く、刑法上も救急救命士の行為についての犯罪が不成立にある事例が多いものと思われる。例えば、半自動式除細動器に作動可能サインが表示されているというような状況であることが認められる場合が挙げられる。しかし、既述の通り、この場合については、平成15（2003）年４月から、ＭＣ医の指示を待つまでもなく、救急救命士の判断で実施可能になった。この場合には、医師法、救急救命士法との関係から、このような状況の場合には事前に救急救命士に対する包括的な指示が与えられていると考えることにより、救急救命士の行為が適法化されているのである。もっとも、従来も、ＭＣ医の個別的な指示があって実施されているといっても、救急救命士からの要請に基づいて発せられる指示の実態は、ほとんどＭＣ

医の裁量の余地はなく、おうむ返しにゴー・サインを出しているにすぎないものであったことを考えると、実務上は、単に手続の簡略が図られたにすぎないともいい得る。ただし、この数十秒の時間の短縮は、ＣＰＡ傷病者の心拍再開のためには極めて有用な意味があり、確実に救命率の向上につながるものと思われる。器具を用いた気道確保、輸液については、今後も［関連Ｅ］の設例は残る。

②の設例は、救急業務の一層の高度化、救命効果の向上のために必要なオンライン・ＭＣ・システムに関するものである。現に、東京消防庁の場合には、平成14（2002）年からＰＨＳが救急隊に装備され、救急隊と搬送先医療機関との間のホットラインを結ぶことが可能になった。そして、東京消防庁管内にある21か所の救命救急センターには、救急隊指導医としての資格を有する医師が常駐し、救急隊からの連絡・要請を常に受け入れられる体制が整備されている。このような体制を整えることの意味は、搬送先医療機関が決まった後は、消防本部指令室ＭＣ医よりも搬送先医療機関ＭＣ医との間で、要請、指示、指導・助言を行った方が、医療としては連続性があり、救命効果も向上するところにある。したがって、今後は、搬送先医療機関ＭＣ医によるオンライン・ＭＣの方が、実質的には重要になってくるものと思われる。しかし、搬送先医療機関ＭＣ医は、各消防本部が厳密に資格を考えて直接委嘱するわけではなく、搬送先医療機関に委嘱して、各消防本部が設定した資格条件を充足する者の中から搬送先医療機関が担当ＭＣ医を決めることになる。しかも、このＭＣ医は、極めて多忙な救命救急センターの中でフレキシブルに対応していかなければならない救命救急医療の最前線にいることから、当番に当たっているＭＣ医が救急隊からの電話に出るとは必ずしも限らない。救命救急センターにいるＭＣ医の委嘱を受けた者の誰かが対応することになればまだ良い方で、実際には、資格の有無にかかわらず、手の空いているスタッフが電話口に出ることも考えられる。したがって、消防本部指令室にいるＭＣ医の場合には、その時の当番に当たっているＭＣ医が誰かということを救急隊の側でも知

ることが可能で、受け答えの癖等もあらかじめ把握しておくことができるが、搬送先医療機関ＭＣ医の場合には全く顔の見えない関係にあり、この希薄な関係の中、数十秒で対応するのには、かなり厳しい状況にあることを、まず認識しておく必要がある。また、消防本部通信指令室ＭＣ医は非常勤の公務員であるが、搬送先医療機関ＭＣ医は、消防本部と直接の任免関係になく、管理・監督責任は搬送先医療機関にあることも認識しておかなければならない。②の設例は、現実の問題というよりは、今後の救急システムの充実に伴い、生じる問題ではあるが、すでに始めている所もあるので、ここで検討しておく。

②－［Ａ］の設例では、救急救命士はＭＣ医の指示通りの処置を行っているにすぎないので、救急救命士の刑事責任が問われることはない。ＭＣ医は業務上過失致死傷罪に問われる可能性がある。また、搬送先医療機関にも監督過失が成立する可能性がある。

②－［Ｂ］の設例では、ＭＣ医の刑事責任が問われることはない。救急救命士が業務上過失致死傷罪に問われる可能性がある。また、消防本部担当責任者にも監督過失が問われる可能性がある。

②－［Ｃ］の設例では、ＭＣ医の刑事責任が問われることはない。救急救命士が業務上過失致死傷罪に問われる可能性がある。また、消防本部担当責任者にも監督過失が問われる可能性がある。

②－［関連Ｄ］の設例では、救急救命士が不作為についての刑事責任を問われることはない。ＭＣ医は業務上過失致死傷罪になる余地があり、もしこれが成立すれば、搬送先医療機関にも監督過失が成立する可能性がある。

なお、救急救命士の資格を持たない一般の救急隊員が特定行為を実施した場合には、救急救命士法第44条第１項に違反しているが、救急救命士法は救急救命士のみに適用される法律であるので（その意味では救急救命士法違反は身分犯である）、医師法第17条違反になり、同法第31条第１項で３年以下の懲役又は100万円以下の罰金で処罰されることになる。しかし、この場合にも、救急隊員の行為が緊急避難に該当し、犯罪が不成立になる可能性もある。

〈民事責任〉

次に民事責任について検討する。既述のように、救急隊は搬送中の傷病者に対して、緊急事務管理の関係にある。したがって、悪意又は重大な過失があるときのみ民事責任を負うことになる（民法第698条）ので、責任はかなり軽減される。そして、救急救命士が重大な過失により搬送中の傷病者に損害を与えたときには不法行為の問題になる。その場合に消防本部は使用者責任（民法第715条）を負う可能性もある。また、消防本部あるいは消防組合は地方公共団体であり、救急隊員は地方公務員であるので、救急業務は非権力的、給付行政的行為ではあるものの、国家賠償法の対象にもなる（国家賠償法第１条第１項）。もっとも、使用者責任による損害賠償請求の場合には選任・監督について相当の注意をしていたとしても損害が生じたであろうときは損害賠償を負わないと定められている（民法第715条第１項ただし書）のに対し、国家賠償法においてはこのような免責事由が存在しないなど使用者責任よりも責任が強化されているので、国家賠償法に基づく賠償請求が認容される可能性の方が高いと他の同種事例同様考えられる。例えば、東京消防庁の場合には、東京都の一部局であるから、東京都が被告とされて、国家賠償法に基づく損害賠償請求が提起されることになる。したがって、これらの請求権が事例によっては競合することになるが、一般には、原告たる傷病者側勝訴になる確率が高く、国家賠償法によって損害賠償請求の訴えが出されることになる。実際に、数少ない救急業務に関する損害賠償請求事例においても、国家賠償法に基づく請求がなされている。

以上が、この種の問題についての民事責任の概略であるが、結局、救急隊員が悪意で行為をすることは考えられないので、まずは、重大な過失に該当するか否かが主たる争点として論じられることになり、それが否定された場合に国家賠償法に基づいて損害賠償請求が提起されることになる。しかし、勝訴できるかどうかは別にして、訴訟費用としての収入印紙代を負担すれば、個人としての救急隊員に対して損害賠償請求を提起することは可能である。現に、そうした民事訴訟も提起されている。もちろん、裁判所により、国家賠償法に基づく損害賠償請求に変更するように説示され、通常はそれに応じて変更されることになるが、それまでの間は、被告たる救急隊員は個人として弁護士を依頼し、当事者として訴訟に立ち向かわなければならない。そのための費用は、もちろん個人負担になる。

ところで、現在、消防職員が加入することのできる「消防職員賠償責任保険」では、事故にかかわる弁護士費用等の訴訟費用等も保険の支払いの対象になっている。したがって、転ばぬ先の杖として、一消防職員個人として訴えられた場合を想定して、この種保険に加入しておくことは必須のことであるように思われる。ちなみに、いわゆる「救急救命士賠償責任保険」では、訴訟費用等は対象とされていない。また、国家賠償法に基づく損害賠償請求の場合に、救急隊員等に故意又は重大な過失があったときには、消防本部（地方公共団体）から当該救急隊員等に求償権が行使される可能性がある（国家賠償法第１条第２項）。

なお、一般に傷病者に対する応急処置の際に、傷病者の衣服を損壊するなどの行為を行ったとしても、その違法性は阻却される[9)]。

①－［A］の設例では、現実には、救急救命士の行為によって損害が発生しているが、救急救命士の損害賠償責任が問われることはない。MC医も重大な過失がなければ、民事責任を負わない。重大な過失とは善管（善良なる管理者としての）注意を著しく欠いているために知らないことをいう[10)]が、要するに、考えられないようなポカをしない限り責任を負わないということである。すなわち、重大な過失の場合には、行為者がささいな注意を払うことによって注意義務を尽くすことができたのにこれを怠っていることをいい、それだけに重い責任を負わせることにしているのである。逆に、重大な過失がなければ責任を負わないのは、緊急事務管理が本人に

とって有益であるばかりでなく必要でさえある場合にまで管理者に責任を負わせるのは条理に反すると考えるからである[11]。したがって、［A］のような設例で、ＭＣ医が重大な過失を犯したとされることはあまり考えられないので、ＭＣ医個人が損害賠償請求されることはほとんどないように考える。ただし、消防本部（地方公共団体・地方自治体）が国家賠償法に基づく損害賠償請求をされる可能性は存在する。

①－［B］の設例では、ＭＣ医が民事責任を問われることはない。救急救命士も重大な過失がない限り民事責任を負わない。ただし、消防本部は国家賠償法に基づく損害賠償請求をされる可能性が存在する。

①－［C］の設例では、ＭＣ医の民事責任が問われることはない。救急救命士も重大な過失がない限り民事責任を負わない。ただし、この［C］の設例が、救急救命士の重大な過失が比較的明確に現れる事例と思われる。例えば、気道確保のために気管挿管をする際に挿入の仕方が悪く、胃の方へガスを入れてしまい、胃液が逆流して誤嚥性肺炎を起こさせてしまうといった極めて初歩的なミスを犯す場合が想定される。あるいは、心臓マッサージを強くやりすぎてろっ骨を折るといった技術的に初歩的なミスを犯す場合も考えられる。このような事例の場合には、救急救命士としては考えられない、極めて稚拙なミスであるので、重大な過失と認定される可能性がある。その場合には、救急救命士の個人責任が追及されることになるとともに、消防本部に対しても使用者責任が問われる可能性もある。このような重大な過失が認められないとしても、消防本部は国家賠償法に基づく損害賠償請求をされる可能性が存在する。

①－［関連D］の設例では、救急救命士が民事責任を問われることはない。ＭＣ医は救急隊からの要請をうっかり聞き逃した、あるいは傷病者の病状の理解・把握に誤りがあって何も指示等を出さなかったとすれば、ＭＣ医としてはあるまじき、初歩的なミスといえ、重大な過失が認められる可能性がある。その場合には、ＭＣ医の個人責任が追及されることになるとともに、消防本部に対しても使用者責任が問われる可能性もある。この

ような重大な過失が認められないとしても、消防本部は国家賠償法に基づく損害賠償請求をされる可能性が存在する。

①－［関連Ｅ］の設例では、ＭＣ医の民事責任が問われることはない。この事例の場合、救急救命士は、当然自己の救急処置の範囲を知っており、処置の範囲・方法を超えて行為していることを通常は認識していると判断されるので、故意に犯した処置行為をいい得る。したがって、搬送された傷病者の症状を悪化させることになった場合には、不法行為責任が発生する可能性がある。もっとも、この場合にも、既述のように、緊急避難行為であることが認められて賠償責任が発生しないことも考えられる。救急救命士の不法行為が認められた場合には、消防本部は使用者責任を負うことになる。また、これとは別個に、国家賠償法に基づく請求がなされる可能性も存在する。

②－［Ａ］の設例では、現実には、救急救命士の行為によって損害が発生しているが、救急救命士が民事責任を問われることはない。ＭＣ医は救急隊からの要請をうっかり聞き逃した、あるいは傷病者の病状の理解・把握に誤りがあって何も指示等を出さなかったとすれば、ＭＣ医としてはあるまじき、初歩的なミスといえ、重大な過失が認められる可能性がある。その場合には、搬送先医療機関にも使用者責任が問われる可能性がある。

②－［Ｂ］の設例では、ＭＣ医の民事責任が問われることはない。救急救命士も重大な過失がない限り民事責任を負わない。ただし、消防本部には、国家賠償法に基づく損害賠償請求をされる可能性が存在する。

②－［Ｃ］の設例では、ＭＣ医の民事責任が問われることはない。救急救命士も重大な過失がない限り民事責任を負わない。ただし、この［Ｃ］の設例が、①－［Ｃ］で考察したように救急救命士の重大な過失が比較的明確に現れる事例であり、前述同様の民事責任等を負う可能性がある。

②－［関連Ｄ］の設例では、救急救命士が民事責任を問われることはない。ＭＣ医は救急隊からの要請をうっかり聞き逃した、あるいは傷病者の病状の理解・把握に誤りがあって何も指示等を出さなかったとすれば、Ｍ

Ｃ医としてはあるまじき、初歩的なミスといえ、重大な過失が認められる可能性がある。その場合には、搬送先医療機関は使用者責任を負う可能性がある。

なお、以上の考察により、事故あるいは過誤が予想される類型別の各関係者の刑事責任及び民事責任が明らかにされたと考えるが、過失の認定において、刑事責任は第１章で既述したように、刑罰という過酷な制裁に値するだけの行為があったか否か（有か無か、０か100か）を判断するのに対して、民事責任は損害の公平な分担という考え方から金銭賠償の額で判断することになるので、同じ事例の過失行為を判断の対象にしながら、民事責任の方が過失は認められやすい。さらに、特に刑事責任が認められた場合には、救急救命士法第９条等により免許停止等の行政処分が下される可能性も高い。

また、上述の類型の他にも、例えば、傷病者あるいはその家族からの応急処置拒否、搬送拒否があり、その結果、症状が悪化する、ないしは死亡してしまうという事例も考えられる。この問題については第７章で考察する。さらに、一般救急隊員の応急処置、例えば、応急処置の事故例としてしばしば挙げられる咽頭内の異物を除去するためにマギール鉗子を用いるのが恐ろしくて何もしなかったために症状が悪化した場合などについても、法律上検討しなければならない種々の問題が存在する。これらについては、後述の第８章以下の個別具体例に関する考察の中で検討することにする。

（注釈）

１）火災その他の災害現場において、生命・身体が危険な状態にある被災者を安全な場所に救出する救助行為（rescue service）とは区別される。

２）昭和52（1877）年７月「救急医療対策事業実施要領」が定められ、初期（一次）救急医療体制（外来診療で対応可能な傷病者）、第二次救急医療体制（入院加療を必要とする傷病者を対象）、第三次救急医療体制（救命救急センター）の医療体制の整備が開始され、傷病者の重症度に応じて救急隊員が搬送先医療機関を選定することになっている。さらに、広範囲熱傷、指肢切断、急性中毒等の特殊疾病傷病者に対応できる高度救命救急センターが杏林大学付属病院をはじめ全国18か所（平成18年2月1日現在）設けられる。

3）medical controlled doctorの略。東京消防庁『東京の救急』という広報小冊子では、Emergency Medical Service Adviser （doctor）となっているが、ここではＭＣ体制について論じているので、あえてＭＣ医と略称することにする。

なお、図１で示したようなオンライン・ＭＣ、すなわち、ＭＣ医が消防本部通信指令室に常駐して救急隊からの要請に応じている消防本部は、現在のところ東京消防庁をはじめとする一部の消防本部に止まっている。多くの消防本部ではＭＣ医不足から、臨機応変に、消防本部外にいるあらかじめ指定した当番のＭＣ医のところに連絡をとりながら、指示、指導・助言を仰いでいるのが実情である。ただし、その場合でも、本書で論じている法律関係は基本的に変わりはない。

4）既に継続して受診している場合には、電話で相談を受けたり、患者に指示を出すことは認められている。

5）四宮和夫『事務管理・不当利得・不法行為　上巻』（青林書院新社、1981年）22頁。

6）ここでいう紛争とは、過誤がある場合は当然紛争の概念に含まれるが、そればかりでなく救急救命士等にミスがなくても、傷病者あるいはその家族との人間関係が原因で起こり得る。事故とは、医療行為というのは万能でないので、不可抗力で傷病者の症状を悪化させたり損害を発生させることがあり得る。したがって、過誤だけではなく、そのようなものも含まれる概念である。このように、紛争・事故・過誤は、重なり合うところもあるが、必ずしも一致した概念ではない。本書では上述のような概念で各々の語句を用いる。

7）拙稿「医療水準論に関する一考察」法学研究60巻２号（1987年）315頁。

8）例えば、『救急救命士標準テキスト　改訂版第６版』（へるす出版、2002年）、『除細動・気管挿管　救急救命士標準テキスト追補版』（へるす出版，2003年），『薬剤投与　救急救命士標準テキスト追補版Ⅱ』（へるす出版，2005年），『救急隊員標準テキスト　第２版』（へるす出版、2001年）に掲載されている手技、技術等。

9）谷口知平＝甲斐道太郎編『新版注釈民法（18）　債権（９）』（有斐閣、1991年）241頁（金山正信執筆）。

10）四宮和夫・前掲注釈５）引用・27頁。

11）金山正信・前掲注釈９）引用・240頁。

第4章

オフライン・メディカルコントロール体制をめぐる法律上の問題

1　オフライン・メディカルコントロール体制をめぐる法律問題の整理

前章の考察により、オンライン・ＭＣ体制下における、予想される紛争・事故あるいは過誤の類型と法的な問題を明らかにした。そこでこれらの考察を通して明確化された紛争等のメカニズムを踏まえて、無用な混乱を避け、病院前救護体制の充実を図り、救命率の向上を含む救急業務の高度化を支えることを目的に、紛争・事故あるいは過誤が起きないような予防策について検討しておきたい。もちろん、紛争等の発生を防止するための案を策定するに際しては、既述のオンライン・ＭＣの場面だけとらえて検討しても不十分である。むしろ、主として、オンライン・ＭＣ体制を支えている、救急救命士等の資格取得後の研修プログラムやＭＣ医の資格といった事前の間接的なオフライン・ＭＣ体制と、救急隊員によって作成される活動記録票等に基づく事後検証システムの構築といった事後的・間接的なオフライン・ＭＣ体制について考察することが必須である。なぜなら、オンライン・ＭＣを強化し活用するためには、ＭＣ医は単なる救急医学の専門医というだけでは十分でなく、ＭＣ医の資格・研修等についても考慮しておくことも必要なこと、救急現場は医療施設外であるために医師の直接の指導を受ける機会が少ないので救急医療の現場で直接指導を受ける機会を設けることも必要なこと、あらかじめ類似例に関する種々の情報が与えられていれば対処しやすいことを考慮して事後検証システムを構築して救急業務の現場にフィードバックする道を作っておく必要があることなどから、オフライン・ＭＣ体制について考察することが求められるからである。以下では、主として、①ＭＣ医の資格要件、②救急救命士資格取得課程及び取得後の研修として行われる病院実習中に発生した紛争、事故あるいは過誤に係る関係者の法的責任、③事後検証システム構築の法的意義と法律学の視点から見たシステムの必要性の問題を取り上げて検討する。

2　ＭＣ医の資格要件

オンライン・ＭＣに携わるＭＣ医の資格要件について、第24回東京消防庁救急懇話会答申書『医学的観点から救急救命士を含む救急隊員が行う応急処置等の質を保障する体制はいかにあるべきか』（平成13（2001）年７月９日）を参考にして検討する。まず、資格の形式的要件としては、①消防本部又はオンライン・ＭＣに係る医師を養成する他の機関が行う講習（救急車同乗実習を含む）の修了者、②日本救急医学会の認定医有資格者又は同等の能力をもつ者、③救急医療機関における救急部門専従医の経験のある者、④救急隊員の教育に携わった経験のある者等が挙げられ、このうち、①と②は必須のものと考えられる。しかし、例えば、日本救急医学会認定医と同等の能力をもつ者とは、具体的に何を指すのか、循環器や脳外科の認定医であれば良いのかはさらに検討を要するが、③あるいは④と総合評価して決すればよいものと考える。このように考えることで、医師の数のあまり多くない地域においても、ＭＣ医になる有資格者が確保できるものと思われる。ハードルを高くすると該当者が減り、低くすると病院前救護の質が劣ったものになりかねないので、その調和を図ることが、各消防本部の今後の課題になってくる。他方、資格の実質的要件は、救急救命士を含む救急隊員との間でわずかな時間で的確なコミュニケーションがとれることが挙げられる。基本的には、これらの要件を充たせば資格要件としては十分であると考えるが、実質的要件については若干補足しておく必要がある。救急隊指導医制度は、東京消防庁の場合、昭和62（1987）年から特別区の災害情報センター（千代田区大手町の東京消防庁本庁舎内）で運用を開始し、平成４（1992）年からは多摩災害救急情報センター（立川市）においても開始された。平成16年中に、ＭＣ医からの特定行為指示件数は4,376件、指導・助言件数は3,137件であった。助言の多くは、診療科目に係るもので、搬送先医療機関選定のためのものである。これだけの件数を、毎月当番にあたったＭＣ医が入れ替わりで、217の救急隊からの要請に、長くても数十秒の交信の中で処理しているのが、東京消防庁の現状である。つまり、顔の見えない関係にあるＭＣ医と救急隊員との間で、人の命にかかわる判断と指示業務をほんのわずかな時間で行っていることは、そして、時間がほんのわずかにもかかわらず今のところうまく意思疎通が図られていることが、第23回東京消防庁救急懇話会報告書『119番通報受信時における重症度・緊急度分類システムの構築等、効率的な救急活動を確保するための方策はいかにあるべきか』（平成12（2000）年）の際に行われた調査で明らかにされている。今後とも、どの地域においても、救急隊員とＭＣ医の間で十分なコミュニケーションがとれていることが当然の前提条件となる。この場合、電話によるというかなり制約された状況の下で正確な情報交換が求められており、そのための技量が当然要求されることになる。このような極めて特殊な状況を考えると、ＭＣ医は、単に医学・医療の知識・能力があるというだけでは十分といえない。救急現場の事情を熟知した経験に基づいて現況をビジュアルに頭に描き出し、極めて短時間のうちに救急隊員から正確な情報を上手に聞き出し、わかりやすく指示を出せるように訓練されていることが求められる。すなわち、上述の実質的要件に関する能力開発のための機会を設け、身につけさせることが救急業務高度化のためには何より必要である。そのためには、電話による特殊なコミュニケーションのとり方に関する技術研修開催の他に、ＭＣ医も救急隊員も、ともに時間の取れない業務を抱えるもの同士ではあるが、忌憚のない意見交換会をする場を設けたり、少なくとも当直のＭＣ医のある程度のパーソナリティーを救急隊員に周知させるような方法を考えるなど、消防本部側でも、日常的なコミュニケーションがとれるような関係になるように、救急業務運営責任者としての努力をすることが望まれる。搬送先医療機関ＭＣ医に関しても、消防本部通信指令室ＭＣ医の場合以上に顔の見える関係にしていくことは困難であるが、最も効率的で救命効果の上げられる搬送後医療との継続性のある搬送中の救急救命士による処置を的確なものにしていくために、できる限りこうした能力開発に心掛けることが必要である。

3 救急救命士資格取得後の研修として行われる病院実習中に発生した紛争、事故あるいは過誤に係る関係者の法的責任

救急救命士は、他のコ・メディカル・スタッフと異なり、医療施設内で医師による直接の指示を受けながら業務を遂行するわけではない。したがって、救急救命士としての技量水準を確保し、向上させるためには、実際に救急医療の現場において研鑽を積むことが必要である。救急救命士資格取得後の再教育の現状としては、消防本部主催の事例研究会・症例研究会、全国救急隊員シンポジウムや救急医療関連の医学会等への参加を順次交代で適宜行っているが、最も必要で効果が期待できるのが、救急救命士の病院内実習検討委員会「救急救命士病院実習ガイドライン」（平成10（1998）年）に基づいて行われている病院実習である。今後、すべての救急救命士は、この救急救命士病院実習を受けることになるが、その方法、内容等については、上記ガイドラインに沿って実施されることになる。ただ、救急救命士が病院実習中に患者に対して具体的な診療上の補助行為を実施する場合もあり、その際に紛争、事故あるいは過誤を起こしてしまう可能性もある。そこで、その場合の実習生としての救急救命士（以下、「実習生」と略称する。）、実習生指導医、実習受託先医療機関、派遣消防本部等の関係者の刑事責任、民事責任については、上記ガイドラインでは触れられておらず、これまで論じられることもなかったので、以下、検討しておくことにする。

実習生の診療上の補助行為に過誤が認められ、患者がより重篤な症状になった、あるいは死亡してしまったという場合の実習生の刑事責任については、業務上過失致死傷罪に該当する可能性がある。また、実習生指導医

師、実習受託医療機関には監督過失が問われる可能性がある。この場合において、患者に対して実習生と一緒に立会い指示することのできる実習指導医師の過失は、間接的に救急救命士の観察結果を無線や電話の手段を用いて受け取り指示するＭＣ医の場合よりも認定されやすい。ただし、過失の共同正犯を認める立場をとらない限りは、監督過失にとどまる。

一方、民事責任については、実習生に債務不履行あるいは不法行為に基づく損害賠償責任が発生する可能性がある。指導医師に対しては、指導監督義務違反として債務不履行責任あるいは不法行為責任、又は共同不法行為責任が問われる可能性がある。実習受託医療機関については、使用者としての実習生に対する指導監督責任と指導医師に対する指導監督責任が問われる可能性がある。派遣消防本部については、実習に関する教育指導義務違反としての使用者責任あるいは国家賠償責任を問われる可能性がある。

なお、実習生に対する指導医師の指示は、包括的なものではなく、患者の容態が千差万別であることを考慮すると、個別具体的なものでなければならない。また、仮に、実習生が指導医師の指示・指導に基づかずに本来医師でなければすることのできない処置を行った場合には、特段の事情のない限り、医学的に相当な行為であったとしても、違法といわざるを得ない。

さらに、患者に対して実習生が具体的な処置を実施する場合には、救急救命士の資格を有する者が療養上の世話あるいは医師の指示に基づいて診療の補助を行っている旨の説明（インフォームド・コンセント）が可能な限り必要である。ただ、救急医療の現場では、説明をしなければならない対象患者が緊急状態にあり、意識がない場合もありえ、患者の家族も混乱している場合もあるなど、患者らに対する個別説明が難しい状況にある。したがって、説明がないままに処置を行ったとしても、事後に説明をする機会を設けるなどするならば、必ずしも違法とはいえない。しかし、説明が全くなされなくて済まされるわけではない。そこで、例えば、集中治療室の入口にその旨を説明した告知文を掲示しておく、あるいは自治体の広報活動を通してあらかじめ一般市民に周知させるなどの方策をとるなどして、説明を尽くそうとする努力と救急救命士の病院実習の必要性についての理解を求める努力をすることが必要である。

このように、これまで通常行われていた病院実習の他に、既述の「救急救命士の業務のあり方等に関する検討会」報告によれば、気管挿管を救急救命士が実施するための病院実習が行われることになった。さらに、薬剤投与のための病院実習も行われている。これらの救急業務の高度化に伴って行われるようになってきた、救急救命士の病院実習に伴う法律問題については、第10章において詳述する。

4　事後検証システム構築の法的意義と必要性

救急救命士は医療機関外において搬送中の傷病者に対して処置を行っている。そこで、救急救命士が行った処置等について、それが適切であったかどうかの評価を専門的な立場の者から受け、指導・助言を仰ぐことは、応急処置の質を保証し、的確で信頼できる救急活動を実践するためには必要である。したがって、そのための事後検証システムを構築し、検証結果を個々の救急隊員にフィードバックできる体制を作ることが必要である。もちろん、例えば、東京消防庁の場合、全10章Ａ４判全106頁からなる『救急活動基準』、全２章Ａ４判全76頁からなる『救急処置基準』という詳細なレベルの高いマニュアルを作成・配布し、指導を行っている。したがって、このマニュアルに従って救急活動をしている限りは、適切な応急処置を行っていると考えられるので、あえて事後検証システムの構築は必要ないものと考えられる。しかしながら、個々の救急隊員の資質には多少の違いがあり、搬送の対象となる傷病者の症状も千差万別であって、現実には必ずしもマニュアルどおりには実践できず、個々の救急隊員の判断に委ねられる範囲も存在するのである。そこで、この救急隊員の自由な判断に委ねられる範囲における処置内容について事後評価をし、教育的観点から応急処置を行った当該救急隊員はもちろんのこと、それ以外の一般の全隊員にもフィードバックしておく必要があり、ここに事後検証システム構築の意義が存在する。また、マニュアルの範囲内の処置で、基準とおりに実践しているつもりの行為についても、適切な応急処置を確保していくためには、きちんと事後評価をしておく必要がある。このように、事後検証システムを構築する必要性は十分認められる。

事後検証のためには、まず、個々の救急活動について専門的な評価をすることができる立場の者が事後検証可能であるように、検証票が作成されていることが前提となる。救急活動記録票は、「救急業務実施基準」（消防長官通知、昭和39（1964）年自消甲教発6号）により最低限記載すべき事項が規定されており、各消防本部はこれを基に各々必要事項を加えて利用している。この活動記録票を、救急活動の事後評価のために検証票としても利用できるように記載項目を考え、更に心肺停止（ＣＰＡ）傷病者の救命処置の検証にも対応できるようにウツタイン（Utstein）［ウツタイン様式とも呼ばれ、心原性の院外心停止症例の治療成績を比較するために作られた統一記録様式。1990年にノルウェーのウツタインの検討会議で作成］の項目を加えるなどして、検証作業の利便性を考慮して様式を考えていく必要がある。この活動記録票には、消防の業務管理的観点からの検証項目の他に、医学的な観点からの検証項目についても、限られたスペースの中で、最小限の必要項目が盛り込まれている。しかも、後述するように、多忙な救急隊員の事情を考慮に入れて、記入しやすく、可能な限り客観的で正確な記載ができるように工夫された回答方法で、検証票は作成されている。

このように各消防本部ごとに工夫された検証票を用いて事後検証を行うことになっている。例えば、東京消防庁のように出場件数の多いところでは当然検証件数も多くなり、すべてについて同じレベルで事後検証を行うことは不可能なので、検証に伴う検討事項のレベルに従って4段階に分けて検証を行い、必要事項を関係者にフィードバックすることにしている。東京消防庁の場合には、平成15（2003）年１月から試行的運用を開始し、正式には平成15（2003）年度から始めている（図２）。同様に、全国の各消防本部でも、自己の管轄地域の特性、医療資源などを踏まえた、各々独自の事後検証システムを構築し、実施している。しかし、平成15（2003）年の横浜で開催された第11回全国救急隊員シンポジウム以来、平成18（2006）年の新潟で開催された第14回全国救急隊員シンポジウムに至るまで、毎回事後検証システムに関するディスカッションが行われ、各地からの報告がなされ議論されているが、救急業務高度化へ向けての条件整備作りの難しさの指摘とともに、検証事例の限定、検証医不足、検証医の資格、ＭＣ医や検証医に対する不信感等の事後検証システム構築に当たっての、地域ごとに様々な問題を抱えている現状が浮き彫りにされている。したがって、都市型救急以外の地域における事後検証システムの適正な運用を図るための基盤作りが今後の課題といい得る。

ところで、この検証票は様々な用途に活用されている。すなわち、検証票は、不幸にして救急搬送活動をめぐって紛争が生じた場合に有力な証拠となる。なぜならば、救急活動記録票を基礎に検証票は作成されており、これらの書類は公務所である消防署に備え付けの文書であり、それに（地方）公務員である救急隊員が職務規定に従って記載するものであり、公文書である。医師等による検証票も非常勤の（地方）公務員として委嘱された医師が記載するもので公文書である。公文書は、偽造あるいは虚偽内容を記載した場合には、刑法上の公文書偽造罪あるいは虚偽公文書作成罪に該当する可能性がある。したがって、刑罰によってその真正性がかなり担保されている公文書に対する信頼性は高い。それゆえ、紛争の際には有力な証拠となるのである。また、検証票をフィードバックすることによって派生する効果として、救急隊員の行動基準・処置基準を示すという教育的・紛争予防的役割を果たす。つまり、その検証結果を当該救急隊員にフィードバックすることで特別予防的意味をもつことになり、研究会におけ

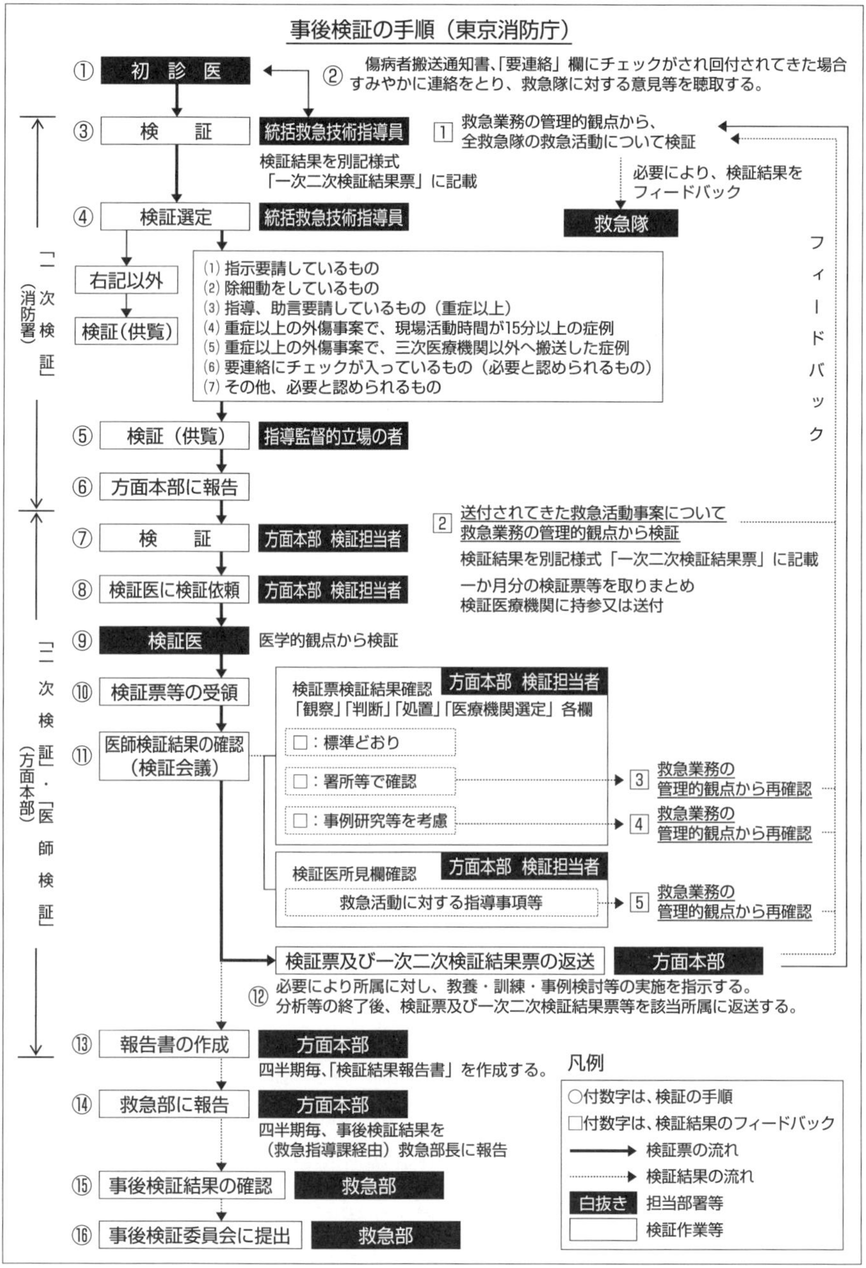
事後検証の手順（東京消防庁）
① 初診医
② 傷病者搬送通知書､｢要連絡」欄にチェックがされ回付されてきた場合すみやかに連絡をとり、救急隊に対する意見等を聴取する。
③ 検証
統括救急技術指導員
検証結果を別記様式「一次二次検証結果票」に記載
1 救急業務の管理的観点から、全救急隊の救急活動について検証
必要により、検証結果をフィードバック
救急隊
④ 検証選定
統括救急技術指導員
右記以外
検証(供覧)
(1) 指示要請しているもの
(2) 除細動をしているもの
(3) 指導、助言要請しているもの（重症以上）
(4) 重症以上の外傷事案で、現場活動時間が15分以上の症例
(5) 重症以上の外傷事案で、三次医療機関以外へ搬送した症例
(6) 要連絡にチェックが入っているもの（必要と認められるもの）
(7) その他、必要と認められるもの
「一次検証」（消防署）
⑤ 検証（供覧）
指導監督的立場の者
⑥ 方面本部に報告
⑦ 検証
方面本部 検証担当者
2 送付されてきた救急活動事案について救急業務の管理的観点から検証
検証結果を別記様式「一次二次検証結果票」に記載
⑧ 検証医に検証依頼
方面本部 検証担当者
一か月分の検証票等を取りまとめ検証医療機関に持参又は送付
⑨ 検証医
医学的観点から検証
「二次検証」（方面本部）・「医師検証」
⑩ 検証票等の受領
⑪ 医師検証結果の確認（検証会議）
検証票検証結果確認
方面本部 検証担当者
「観察」「判断」「処置」「医療機関選定」各欄
□：標準どおり
□：署所等で確認
3 救急業務の管理的観点から再確認
□：事例研究等を考慮
4 救急業務の管理的観点から再確認
検証医所見欄確認
方面本部 検証担当者
救急活動に対する指導事項等
5 救急業務の管理的観点から再確認
フィードバック
検証票及び一次二次検証結果票の返送
方面本部
⑫ 必要により所属に対し、教養・訓練・事例検討等の実施を指示する。
分析等の終了後、検証票及び一次二次検証結果票等を該当所属に返送する。
⑬ 報告書の作成
方面本部
四半期毎､｢検証結果報告書」を作成する。
⑭ 救急部に報告
方面本部
四半期毎、事後検証結果を（救急指導課経由）救急部長に報告
⑮ 事後検証結果の確認
救急部
⑯ 事後検証委員会に提出
救急部
凡例
○付数字は、検証の手順
□付数字は、検証結果のフィードバック
検証票の流れ
検証結果の流れ
白抜き 担当部署等
検証作業等

（注）東京消防庁救急部救急指導課作成

図２　事後検証のフロー図

る事例研究の対象とすることですべての隊員に対する一般予防的意味をもたすことが可能になる。そして、救急隊員に行動基準あるいは処置基準を改めて示すことができ、教育的効果と事後の紛争予防効果が期待できるのである。さらに、このような教育的・紛争予防的機能をもっているということで、消防本部等が使用者・管理者としての責務を果たしているということの証左にもなるという消極的・自己防衛的・免責的な意味も検証票はもつことになる。また、検証票は行政機関の所有する行政文書とみなされ、情報開示の対象になる。ただし、本人からの開示請求の場合を除いては、行政機関の保有する情報の公開に関する法律第５条第１号により、プライバシーに関する記載のあるものとして、不開示情報の扱いを受けるものに該当する。したがって、関係のない第三者がアクセスすることは不可能と考えられる。

なお、同法第６条第２項の部分開示情報に該当するかどうかについては更に検討を要する。

上述のように、救急隊搬送業務活動をめぐって、紛争、あるいは訴訟に発展した場合に、過失認定の基準として、検証票は有力な証拠としての価値をもつ。紛争、訴訟において、当事者の主張している内容が真実かどうかが争点になるが、その際、信頼できる作成名義人名が明記されていて、客観的で正確な記載が要求され、それが可能なように作成されている文書である検証票は、証拠能力のある証拠として、しかも信用性の高い証明力のある証拠として扱われる可能性が高い。また、信頼できる専門医師による検証所見まで記入されており、その検証所見として示されている評価が妥当かどうかは吟味されるにしても、検証所見の部分も有力な参考資料となり得る。したがって、検証票にこのような意義があることが認められる以上、活動記録票に記入する役割の担当救急隊員は、客観的で正確な記載ができるよう、いつ、どこで、どのような観察に基づき、どのような指示要請をし、どのような指示内容があり、何をしたのかを、事後評価をおそれず、記憶が薄れぬうちに、記載することが望まれる。

なお、本来はすべての搬送事例が事後検証の対象となるが、とりあえずは心肺停止（ＣＰＡ）傷病者に限定して検証を行っているのが消防本部の多くであろう。したがって、特異なリーディング・ケースになるものと考えられるような救急事故・事例を扱った場合には事後検証委員会を開いて、検証票に記載されている救急医療の専門家による評価とは別に、事後検証をすることになる。この委員会には、救急行政や救急医療の専門家のほかに、法律学や心理学等の専門家も加わり、多角的な視野から検証する必要がある。

このように事後検証システムの確立は、プレホスピタル・ケア充実のために不可欠なものである。すなわち、事後検証を各消防本部が堅実に行っていくことで、救急活動の安全性は確保され、国民からの信頼を獲得することができる。また、事故防止システムの確立と環境整備、研修及び勤務体制整備にも役立つ。さらに、救急活動マニュアル、プロトコールの妥当性のチェックにも有用で、オフライン・ＭＣ体制には欠かせない制度でもある。そして、検証結果をフィードバックすることによる効果・意味も上述のように様々存在する。不幸にして救急活動をめぐって紛争が生じた場合には、証拠能力のある、信用性の高い証拠となり得る。さらに、行政処分、懲戒処分の資料にもなる。ただ、このような検証目的・役割・効果を発揮させるために、事後検証可能なように検証票が工夫され作成されていることが前提になることも忘れてはならない。このように、病院前救護体制にとって不可欠な事後検証システムの確立と内容充実のために、その裏づけとなる普通交付税（市・消防費）のより一層の増額などの財政措置がなされることも望まれる。

第5章

傷病者発生時の現場に居合わせた人の役割と法的責任

－現場に居合わせた人が
躊躇することなく
応急手当ができる社会の形成－

1　応急手当をめぐる現況

平成16年７月１日、「非医療従事者による自動体外式除細動器（ＡＥＤ）の使用のあり方検討会」[1)]による「報告書」が取りまとめられ、その「報告書」に基づいて、同日、厚生労働省医政局長から各都道府県知事に対して、「非医療従事者による自動体外式除細動器（ＡＥＤ）の使用について」（医政発第0701001号）が発せられた。この通知により、心停止に陥った人のそばに偶然居合わせた一般市民（非医療従事者）が、医師の指示を受けることなく、近くに設置されているＡＥＤを用いて救急蘇生を行うことが可能になった。そこで、これを機会に、心停止者だけでなく、一般的に、バイスタンダーが躊躇することなく的確な応急手当ができる社会が形成されるためには、どういう方策が必要か、あるいは、いかに環境を整備すればよいのかという問題がクローズアップされるようになってきた。行政側でも、上記通知が発せられた同日に総務省消防庁救急救助課長から各都道府県消防防災主管部長宛に「（上記）報告書を踏まえた消防機関の対応について」（消防救第161号）が発せられ、同年８月16日に総務省消防庁救急救助課から各都道府県消防防災主管課担当者宛に「ＡＥＤの講習内容のとりまとめについて」という事務連絡がなされ、同月26日に総務省消防庁救急救助課長から各都道府県消防防災主管部長宛に「救急隊員の行う応急処置等の基準の一部改正について」（消防救210号）が発せられた。さらに、「応急手当の普及啓発の推進に関する検討委員会」最終報告書も近々総務省消防庁に提出される予定になっているなど、素早い行政側の対応の動きが見られる。

そこで、以下、緊迫の問題となっているバイスタンダーによる応急手当をめぐる法律問題について考察する。

ところで、これまで、わが国において、傷病者のそばにいながら応急手当をしない人が比較的多く見られていた。そこで、その理由を探るために、なぜそれらの人は手をこまねいているのかということに関する意識調査が平成９年に行われている[2)]。交通事故の現場で一般市民による応急手当が積極的に行われていない原因を調べるために行われた内閣総理大臣官房広報室の世論調査によれば、傷病者のそばにいながら手当てをしない人はなぜ手をこまねいているのかという質問に対して、「手当ての方法がわからないから」と回答した人が73.3％、「手当てをした結果、かえって症状が悪化したりすると、責任を問われかねないから」と回答した人が36.2％という結果（複数回答可）になっている。また、平成15年に東京消防庁が行った「応急手当をしない理由」を尋ねた世論調査[3)]においても、「何をしてよいかわからないから」（84.1％）、「かえって悪化させることが心配だから」（59.1％）、「誤った応急手当をして責任を問われるのが心配だから」（20.5％）という結果（複数回答可）が出ている。これらの調査結果を見ると、まず、一般国民に対する応急手当の知識と技量の普及が必要であり、応急手当の普及啓発促進も重要な施策であるものの、それだけでは解決されない問題が存在することを示しており、効果的な救急活動を充実させていくためには、さらに、バイスタンダーが躊躇することなく応急手当ができる社会の形成が必須であることが明確になってくる。また、救急救命士制度が誕生し、更に救急隊の迅速な運用のための方策が図られたとしても、救急隊によるＡＥＤの使用までの時間を短縮させることには限界がある。他方、ドリンカーの生存曲線の理論からすれば、心停止からできるだけ早い時期のＡＥＤ使用が望まれるのである。そういう状況の中、既述のように、医師の指示を受けることなく非医療従事者もＡＥＤを使用することが可能になり、バイスタンダーをめぐる問題も新たな段階に入ったのである。

そこで、救急車到着までの間に、バイスタンダーが躊躇することなく応急手当ができる社会が形成されれば、「救命の連鎖（Chain of Survival）」により、より効果的な病院前救護体制が構築されることになる。そのような体制の構築に関連する法律問題について、以下考察する。

なお、的確な救急活動を確保するためのバイスタンダーの役割という視点には、救命率の向上という面ばかりでなく、後述するように、救急需要対策の上でも重要な役割を果たすことになるという面のあることも認識しておく必要がある。

2　越えなければならない壁＝応急手当が医療行為に当たる場合

既述のように、平成16年７月１日から、一般市民（非医療従事者）が心停止者に対し医師の指示を受けずにＡＥＤを使用することが可能になった[4)]。しかし、心室細動及び無脈性心室頻拍による心停止者に対するＡＥＤの使用については、医療行為に該当するものであり、医師でない者が反復継続する意思をもって行えば、基本的には医師法第17条違反となる。このことについて、既述の「非医療従事者による自動体外式除細動器の使用のあり方検討会報告書」及びそれに基づく医政局長通知において、以下のように説明されている。すなわち、「救命の現場に居合わせた一般市民がＡＥＤを用いることには、反復継続性が認められず、医師法第17条違反にはならないものと考えられる」と説明している。一方、業務の内容や活動領域の性格から一定の頻度で心停止者に対し応急の対応をすることが期待、想定されている者（医療資格を持たない消防職員等）については、平成15年９月12日構造改革特区推進本部の決定として示された、非医療従事者がＡＥＤを用いても医師法違反とならないとされるための、①医師等を探す努力をしても見つからない等、医師等による速やかな対応を得ることが困難であること、②使用者が、対象者の意識、呼吸がないことを確認していること、③使用者がＡＥＤ使用に必要な講習を受けていること、④使用されるＡＥＤが医療用具として薬事法上の承認を得ていることの四つの条件を満たす場合には、医師法違反にならないと説明されている[5)]。

このように、一般人のＡＥＤの使用に関しては、医師法第17条という「壁」に抵触しないものとして、使用が可能になった。しかし、これと同様に、救急隊到着までの間に一般人が行う応急手当の中には医療行為に該当するおそれのあるものも存在するものと容易に想像される。あるいは、本人又は家族が実施する場合には許されていても、たんの吸引のように他人がする場合には医療行為とみなされるものも存在するのである。応急手当といわれるものの中に、医療行為に当たるとされるものがどれほどあるかを明確にすることはできないものの、非医療従事者である一般人が緊急に医療該当行為をせざるを得ない状況に置かれる可能性のあることを否定することはできない。しかも、そのような行為が正当化されるための要件を、予想される医療行為ごとにあらかじめ設定しておくことも困難である。もっとも、非医療従事者のＡＥＤ使用の場合同様、理論的には、反復継続の意思が認められず、刑法上の緊急避難あるいは社会相当性のある行為として医師法第17条、保健師助産師看護師法第５条、第37条、救急救命士法第43条、第44条等の関係法規違反に問われる可能性はほとんどないものと考えられる。しかし、バイスタンダーによる応急手当を普及促進させるためには、さらに、応急手当が仮に医療行為に該当するような事例で、反復継続性が認められる場合であったとしても、ＡＥＤ使用を認めた場合と同様に、医師等による速やかな対応を得ることが困難であって、救急隊の出動要請をしている場合に、重篤さ、緊急性、必要性、実施行為の相当性といった要件を充足すれば正当化されるような法規が必要か否かについても検討の余地があるものと考える。

3　傷病者に応急手当をした場合をめぐる関係者の法律関係と法的責任

傷病者に応急手当をする場合としては、①意識のある傷病者から応急手当を依頼されて実施する場合、②意識のない傷病者に応急手当を実施した場合、③応急手当を明確に拒否している意識ある傷病者に対し応急手当を実施した場合の三つの類型が考えられる。以下、順次これら各々の法律関係と法的責任について考察する。

①意識のある傷病者から応急手当を依頼された場合

傷病者からの依頼とそれに応じる行為が準委任契約の意思を伴ったものとは考えにくく、むしろ助け合いの関係としてとらえられ、緊急時に義務なくして他人の事務を処理する緊急事務管理（民法第698条）と考えた方が実情に即していると思われる[6)]。したがって、一般人はもとより、応急手当普及員講習受講修了者も、更には救急隊員も、各々のレベルで常軌を逸した不注意を犯さない限り、応急手当によって傷病者に損害が発生した場合でも、民事責任を問われることはない。この場合、応急手当普及員講習修了者といえども、講習あるいは指導を受けた一般人よりは多少の知識と技量を持ち合わせていることは否定できない場合がほとんどであると想像されるが、法的に特別な注意義務を課すほどの域には達していないものと判断される。これに対して、救急隊員の場合には、一般人と異なり、各々の資格に応じて、注意義務の内容は厳しくとらえられることになるが、重大な過失を犯さない限り民事責任を問われる可能性はない。

なお、手当ての際に生じた衣服の汚れ・破損等は不可避の損傷として負傷者側で負担すべき問題であると考える。

刑事責任について考えると、応急手当の結果、傷病者が死亡してしまったり重篤になってしまったりした場合に、過失傷害罪（刑法第209条）、過失致死罪（刑法第210条）、業務上過失致死傷罪（刑法第211条）が成立する可能性がある。しかし、応急手当行為に社会的相当性が認められ違法性が阻却される可能性も考えられ、また、応急手当実施者に要求されている注意義務が尽くされていると評価され過失犯不成立の可能性もあり、さらに、過失が認められたとしても善意に出た行為であることを評価されて起訴猶予になる可能性もある。いずれにせよ、このような事例において、刑事責任が問われることは稀有であると考えられる。

②意識のない傷病者に応急手当を実施した場合

基本的な法律関係、法的責任については前述①の場合と同じである。ただし、この②の場合には、当該傷病者がどのような状況で意識障害に陥ったのか不明のままで手当てを実施せざるを得ない場合が多く、緊急性についての誤解、判断の誤りが生じやすい。例えば、心筋梗塞で倒れているのか、泥酔して寝込んでしまっているのか、ひき逃げされて倒れているのか、わかりにくい事例も存在する。しかし、一般人、あるいは、応急手当普及講習修了者程度の人に、とっさの場合に、的確な状況判断を期待することには無理がある。したがって、危険な状況にあるとバイスタンダーが主観的に判断して緊急の措置をとっているのであれば、緊急事務管理の関係が成立していると考えるのが実情に即していると思われる。ただし、救急隊員の場合には、このような状況における判断方法及びそれについての対応方法に関して、訓練を受け、各消防本部ごとに作成されていると思われるマニュアルを会得していることになっているので、判断ミスを犯し、その結果より重篤になってしまった場合には、民事責任及び刑事責任が追及される可能性が考えられる。

③応急手当を明確に拒否している意識ある傷病者に対し応急手当を実施した場合

例えば、自殺を試みた傷病者が、「このまま死なせてくれ」、「放っておいてくれ」といっている場合でも、緊急事務管理が成立する。なぜなら、緊急事務管理は、本人の身体等に対する急迫の危害を免れしめるための事務であり、本人の生命もこれに含まれ、管理対象としての事務に該当するからである。

ただし、自殺を試みた傷病者のように冷静な判断能力を欠いていると疑われるような状態の者ではなくて、比較的精神状態が安定していると認められる傷病者から「医師以外の者には手を出してほしくない」という明確な意思表示があった場合は別論である。なぜなら、いわゆるエホバの証人の信者である患者に無断で輸血をした医師に患者の人格権を侵害したという理由で賠償責任を認めた最高裁判決[7]を参考にすると、救急事例といえども、確固たる意思が認められる場合に、その意思に反したことで人格権侵害が認められ賠償責任の発生する可能性を否定できないからである。

以上、典型的と考えられる三つの類型についての法律関係及びその法的責任について検討した。この問題について、総務庁長官官房交通安全対策室「交通事故現場における市民による応急手当促進方策委員会報告書」（平成6年）は、次のように結論づけている。すなわち、「救命手当が実施されるほとんどの場合は緊急事務管理と理解されるため、民事上免責される範囲は事実上かなり広く、実施者がその結果について、万一容態が重篤化した場合であっても、法的責任を問われることはまずないと考えられる。」[8)]。要するに、手当てをした結果、かえって症状が悪化したりすると責任をとわれかねないという心配は杞憂に過ぎず、現行法のままで十分保護されるのであって、そのための法律を作る必要はないというのが一応の結論になっている[9)]。もっとも、この報告書の最後の部分には、「将来的な課題として、補償関係等も含め、引き続き慎重に検討する必要がある」と述べられている。

裁判というものはその性質上、レトロスペクティブに思考するものであり、具体的な事案において当該行為が重大な過失という要件に該当するか否かについては、事後的な裁判所による個別具体的な判断にかかっており、あらかじめ結論を確約することはできない。したがって、一般論として、善意でなされた応急手当については、現行法の解釈論として、ほとんどの事例が緊急事務管理に該当し、民事責任を負わせられることはまずないと考えられ、ましてや刑事責任が問われることは稀有なことであるということができる。したがって、いわゆる「よきサマリア人法（Good Samaritan Law）」（以下、「よき隣人法」と称する。）のような立法は、わが国において、法解釈学の立場からは、不要ということになる。しかし、バイスタンダーが躊躇することなく応急手当ができる社会の形成のためには、既述の意識調査の結果を参考にすると、解釈論とは別の政策的な観点から、「よき隣人法」のような自発的な応急手当を促進させるために民事責任を免責するバイスタンダーの行為にいわばお墨付きを与える法律を立法することの是非については、更に検討を要する問題であるように思われる。そこで、次に、「よき隣人法」はわが国においても必要かという問題について考察する。

4　「よきサマリア人法理（Good Samaritan Doctrine）」（「よき隣人法理」）

「よき隣人法理」とは、応急手当を実施した人が、意図に反して症状を悪化させた場合に責任を免ずることにより、自発的な手当てを促進することを可能にする、という考え方のことをいう。新約聖書「ルカによる福音書」第10章第29節ないし第37節にある、強盗に襲われて傷害を負って倒れていた旅人を、そこを通りかかった祭司ですら助けずに行ってしまったのに、偶然通りかかった異邦人であるサマリア人が介抱し、宿屋に運んで宿代まで払ってあげたという有名な寓話から、バイスタンダーが傷病者に応急手当を施した場合に、よほど常軌を逸した行為でない限り過失責任を負わせないという考え方を「よきサマリア人法理」と呼び、そういう趣旨で立法された法律を「よきサマリア人法」と称している。そして、現在、アメリカ合衆国においては、全50州と首都コロンビア特別区に、すなわち州レベルの法域すべてに制定されている立法である[10)]。1959年から1987年までの間にすべての州レベルの法域で制定されており、この足並みの揃い方は異例ともいえる。もっとも、ほとんどの州法が「よき隣人法」という法令名が付けられた単独立法としてではなく、関連する州法の一部として制定されている[11)]。

この「よき隣人法」は、もともとは、医療過誤訴訟への対策のために立法されたものといわれている[12)]。すなわち、アメリカ合衆国では、わが国の医師法第19条第１項で定められている医師の応召義務に該当する規定、考え方は存在せず、あくまで契約締結の自由の原則に従って、患者と医療側とが診療契約を締結することによって診療が開始されることになっている。医師にとって、診療したくない患者は断ることもできるのである。しかし、それだけに、いったん診療契約を締結し、診療を始めた以上は、医師の責任は重くなるのである。これに対し、救急患者に対しては、その例外として、医師に、いわゆる応召義務が課されている。そして、現実には、救急患者の方が、当然のことながら、結果的に功を奏さない症例が多く見られることになる。したがって、通常の医療行為に対して医療過誤訴訟が頻発している状況を考慮すると、医師と患者の関係が希薄で、患者に対する情報が少なく、結果的に功を奏さない可能性の高い患者を抱えることになる救急医療の場合には、更に医事紛争が発生するおそれが増してくることになる。そこで、多くの州では、的確な救急医療を確保する目的で、医師として常軌を逸した不注意を犯さない限り免責されるという内容の、医師の行為を免責の対象にした「よき隣人法」が制定されたといわれている。ただ、現在では、当初医師の行為の免責に重点が置かれていた「よき隣人法」も、実際に制定されている各州法を参照すると、医師だけでなく、すべての人が対象になっていて、資格、能力などにより分類され類型化されて制定されている[13)]。もちろん、非医療従事者としてのバイスタンダーによる応急手当も、すべての法域で、「よき隣人法」の対象になっている。さらに、救急隊員もその対象となっている州法があることにも注目する必要がある[14)]。

なお、アメリカ合衆国など、英米法系の国には、わが国のような緊急事務管理に当たる条文や考え方が存在しないことも、当然のことながら、「よき隣人法」が必要とされる理由になっている。

各州法で規定されている「よき隣人法」の内容は、おおむね、自発的に緊急状態にある人に応急手当を実施した場合に、意図に反して症状を悪化させたとしても、その責任を免責するというものである。すなわち、バイスタンダーに過失が認められる場合でも、形式的には過失責任が発生するが、それを免除するという構成の内容になっている。

ところで、最近、アメリカ合衆国では、「よき隣人法」の適用対象範囲を拡大して、ＡＥＤ使用に関しても「よき隣人法」が適用されることを内容とする法改正の動きが見られる[15)]。2000年11月、連邦政府は、連邦の公共施設（Federal Facilities）におけるＡＥＤ設置についてのガイドラインを設けるとともに、地方の施設等でのＡＥＤ設置を助成し促進するための連邦法Rural Access to Emergency Devices Act（2000）を制定した。さらに、併せて、ＡＥＤ使用に関する「よき隣人法」を有していない法域においても、ＡＥＤ使用に関する「よき隣人法」による救済が受けられ、民事免責（civil immunity）が適用されることを定めた連邦法Cardiac Arrest Survival Act（CASA）（2000）を制定し、各州において、ＡＥＤ使用に関する「よき隣人法」制定を促している。すなわち、ＡＥＤの使用においてトラブルが発生する可能性が全くないとはいえないことから、非医療従事者等によるＡＥＤの使用に関して、万が一トラブルが発生したとしても、重大な過失等が認められない限り民事上の責任を問われることはないことを法律上明確化することによって、ＡＥＤの普及と利用促進を図ろうとしたのである。

一方、わが国においては、既述の厚生労働省の「非医療従事者によるＡＥＤの使用について」の通知に見られるように、ＡＥＤは誰が用いても安全で的確な運用ができることを前提に、例えば、日本循環器学会はＡＥＤ検討委員会を設置して、心臓突然死から国民を守るために、各地にＡＥＤの配備がなされるようにするための運動を展開している[16)]。しかし、ＡＥＤの価格がまだ１台70～90万円と高価であることと、使用することで責任問題が発生することをおそれて、日本循環器学会が設置を提言している施設の多くは、いまだ及び腰であるといわれている[17)]。ＡＥＤの価格に関しては、薬事法に基づいたＡＥＤが関係各社で開発され、需要が増えてくることによって、将来は低価格化の方向に進むことが期待できることから、ＡＥＤの設置及び利用促進のための残された課題としては、アメリカ合衆国のように、ＡＥＤの使用に関する内容を含んだ「よき隣人法」の制定の必要性の検討であるように思われる。もちろん、既述の「非医療従事者による自動体外式除細動器（ＡＥＤ）の使用のあり方検討会報告書」に述べられているように、非医療従事者による的確かつ正確なＡＥＤ使用を確保するためには、国民に対する講習の機会を設けるための体制作りと、講習の内容を整備することも当然必要である[18]。

5　「応急手当実施者保護法」制定の必要性

効率的で質の高い救急活動の確保と救命率を向上させるためには、救急車到着までのバイスタンダーの役割が重要であることは既に述べた。仮に救急現場に偶然居合わせた人が傷病者の存在に気付いた場合には、当該バイスタンダーが応急手当の知識と能力を少しでももち合わせていれば、その必要性を認識し、応急手当実施という積極的な意思決定行動に向かわせることになることは、既述の意識調査の結果からも明らかである。したがって、一層の救命講習の促進が期待される。また、応急手当等の他人に対する援助活動というものは、多少の自己犠牲を伴うものであることを実施者は当然認識しているものであることから、応急手当活動の結果、実施者に多少の損害が発生したとしても、実施者はそれを受容するものと思われる。これとは逆に、バイスタンダーによってなされた応急手当によって傷病者に損害が発生した場合には、バイスタンダーが民事責任あるいは刑事責任を問われる可能性もある。既述の意識調査の結果も、この点が心配でバイスタンダーが応急手当の実施を躊躇している実情を明らかにしている。しかし、既述のように、善意でなされた応急手当について、現行法で解釈しても、ほとんどの事例が緊急事務管理に該当し、常軌を逸した不注意がない限り民事責任を問われることはないと考えられる。また、刑事責任を問われることも稀有なことと考えられる。したがって、わが国において、「よき隣人法」は、解釈論としては不要ということになる。しかし、既述の意識調査の結果を踏まえると、救命率向上のためにも、自発的な応急手当を促進するためにも、このような法律の存在をあながち否定することはできないように思われる。すなわち、立法の不備を補うために法制化を考えるのではなく、別の政策的意図に基づいた立法として、「よき隣人法」の制定を提言したい。自治省消防庁の委託研究として「応急手当の免責に係る比較法研究会」が平成11年に行った「よきサマリア人法（日本版）の検討」においても、善意により応急手当等により救命行為を行った者に係る免責・責任法についての比較研究の結果、国民による救命手当を促進するために法律を制定することが望ましいとの結論に至ったと述べられている[19]。ただし、この立法に当たっては、バイスタンダーに応急手当を義務化[20]するものでもなく、また、応急手当を報酬化するものでもないことを明確にし、誤解を生じないようにしておく必要がある。さらに、「よき隣人法」が対象とする応急手当の中に、ＡＥＤ使用も含めておくことが望まれる。そして、最後に、これまでのわが国の「よき隣人法」の議論は、非医療従事者を専らその適用対象としてきているが、救急隊員もその適用対象者として考えることを提言したい。救急隊員は、公的サービスの一環として、資格制度の下で、有する資格に応じて厳格に定められた応急処置の範囲内で、各消防本部の定める業務マニュアルに従って、日常の業務として応急手当を実施している。しかし、現行法の下では、第３章で指摘したように、救急隊員が搬送対象者に応急処置を実施した結果、重篤な症状に陥ってしまったような場合には、救急隊員あるいは消防本部は、民事責任あるいは刑事責任を問われる可能性がある。したがって、救急隊員がそのことをおそれて、応急処置の実施を躊躇し、不作為に終わってしまうと、救急業務を高度化しても何の成果も得られないことになる。そこで、救急救命士の応急処置実施義務[21]と救急隊員に対する応急処置能力の向上のための教育の徹底と事後検証システムの充実を条件に、「よき隣人法」の適用対象者に救急隊員を含めて考えることを提言したい。そして、その法律の名称は、「よき隣人法」ではわかりにくいと思われるので、「応急手当実施者保護法」とすることを提案したい。

（注釈）

1）島崎修次日本救急医学会理事長（杏林大学医学部教授）を座長に、平成15年11月から４回の検討会を開催し、報告書を提出した。

2）総理府内閣総理大臣官房広報室『交通安全に関する世論調査（世論調査報告書平成９（1997）年２月調査）』40頁表21参照。

3）『消防に関する世論調査』図表２-36-１（東京消防庁、平成15年11月）。

4）国際線航空機ＡＥＤ搭載問題が、非医療従事者のＡＥＤ使用問題が注目される契機となった（樋口範雄他「救命と法－除細動器航空機搭載問題を例にとって」ジュリスト1231号（2002年）104-134頁参照）。

5）前掲注釈１）引用報告書・「第２　非医療従事者が自動体外式除細動器を使用する条件についての考え方」参照。

6）「交通事故現場における市民による応急手当促進方策委員会報告書」（総務庁長官官房交通安全対策室、平成６年）２－（１）－ロ－（ロ）－②。

なお、沖野眞巳「総務庁報告書の紹介と検討」ジュリスト1158号（1999年）74頁はこれを紹介し、内容を検討している。

7）最高裁判所第三法廷平成12年２月29日判決民集54巻２号582頁。

8）総務庁交通安全対策室の応急手当に関する委託研究は、その後も委員会のメンバーを入れ替えながら続けられている。

なお、省庁再編に伴い、警察庁交通局に主管を移している。平成14年には、シアトル市のプレホスピタルケアの実情について調査研究を行っている。

9）樋口範雄「よきサマリア人法（日本版）の検討」ジュリスト1158号（1999年）69-70頁。

10）樋口・前掲注釈９）引用・70頁。

なお、カナダにおいても同様な法律が州レベルで制定されている。

11）例えば、ペンシルヴェニア州（Pa.Cons.Stat..Ann. Particular Rights and Immunities §8331（1978））、メリーランド州（Md. Ann.Code Courts and Judicial Proceedings §5-309）など。カリフォルニア州のように民法（Civil Code）に規定する形式をとる州もある。

12）樋口範雄・前掲注釈９）引用・71頁参照。

13）例えば、バージニア州（Va.Code §29.1-739）、コロラド州（Colo.Code Ann.§13-21-108）など。

14）前掲注釈引用・バージニア州法、コロラド州法、注釈（12）・引用のメリーランド州法など。

15）最近の動向については、http://www.ncsl.org/programs/health/aed.htm参照。この、National Conference of State LegislaturesのＨＰによると、1997年からＡＥＤ使用に関しても民事責任を免責する法改正の動きが始まり、現在では、すべての州法に規定されている（制定法一覧表付）。

16）日本循環器学会ＡＥＤ検討委員会委員長三田村秀雄東京都済生会中央病院副院長は、ＡＥＤの配備を訴える意見を朝日新聞に投稿している（平成16年９月４日）。

17）朝日新聞平成16年７月13日夕刊。

18）現在、各地で実施されている救命講習は、「応急手当の普及啓発活動の推進に関する実施要領」（平成５年３月30日、消防救第41号、都道府県知事宛消防庁次長通知）に基づいて、この実施要領に定められた資格要件を充たした応急手当指導員（多くの場合消防署職員）によって行われている。しかし、例えば、指導内容の水準や応急手当指導員の資格要件も、指導内容が生命にかかわる事柄にもかかわらず、実施要領では抽象的にしか規定されておらず、詳細は、各消防本部に任されているのが実情であり、必ずしも全国的に統一されて運用されているわけではない。今後、ＡＥＤ使用のための講習も講習内容に取り入れられることを勘案すると、指導内容、指導者の資格要件等について法律で厳格に規定していくことが望まれる。

なお、「応急手当普及啓発推進検討会報告書（中間報告）」（平成16年８月）では、救急隊員及び一般消防職員に対する講習プログラムの内容・時間数を明記した具体案が示されている。

19）久保野恵美子「善い隣人法（救急車到着までの救命手当に関する法律）案」ジュリスト1158号（1999年）78頁。同研究会が提案した全５条からなる日本版よきサマリア人法の特徴は、緊急時の応急手当に関しては緊急事務管理に当たるかどうかを問題にする余地なく免責が認められていること、免責に関して手当て実施者の故意・過失の有無の立証責任が手当てを受けた者の側に移っていることなどである。

20）容易に助け得たはずの人を救助しなかったとしても法的責任は問われないのかどうかという法的救助義務をめぐる問題について、法哲学の視点から論じたものとして、菅冨美枝「個人の自由と法的救助義務－相互救助を支援する社会の構築」阪大法学49巻２号（1999年）213-240頁、同「自発的援助・支援行為を位置づける現代型リベラリズム法の試み」法哲学年報2002, 141-150頁。

なお、沖野・前掲注釈６）引用。

前掲注釈７）引用・74頁は、実施義務を課すことはともかく、119番通報などの何らかの行為義務を課すことについて、救命手当の促進を考えると検討の余地があるのではないかと指摘する。

21）沖野・前掲注釈６）引用・74頁は、救急救命士等については、（公法上あるいは私法上）実施義務や承諾義務を設けるべきかについて検討の余地があるとする。

第6章

救急需要対策をめぐる法律問題

1　救急業務の有料化論議について

既述のような救急搬送人員数の現況及び更なる増加予測を踏まえて、本来あるべき救急サービスを確保するために、その需要対策を考える時に必ず主張されるものに、無料で搬送を行っていることが無制限の利用を促しているのであって、救急車利用料金を徴収することにすればこうした傾向を抑制できるという救急車有料化論がある。あるいは、軽症傷病者の場合には有料化する案、緊急度の高くない利用について有料化する案などの一部有料化案も主張されている[1)]。実際に、諸外国の都市の中には、ニューヨーク、サンフランシスコ、シドニー、フランクフルトなど有料としているところも存在する（ただし、実施主体が消防機関の場合とそれ以外の場合の両方を含む）。しかし、一方で、ロンドンのように無料で運営されている都市も存在する[2)]。この問題について、東京消防庁は救急需要対策委員会を設置したが、この委員会では、都民の視点に立った救急需要対策を検討し、平成16年２月に報告書を提出している[3)]。その報告書の中で、救急需要対策として、救急車を正しく利用してもらうための方策、関係機関との連携による救急車の効果的利用方法、患者等搬送事業者の効果的な利用促進方策等を検討した上で、有料化問題について、次のようにまとめている。すなわち、救急業務の有料化に対し、①事故や災害から国民の生命や身体を保護することや、緊急を要する事態での人命の救護・救急活動は、関係法令が規定しているように、地方公共団体の基本的な責務であること、②有料化を図ることは、「お金を払うのだから」といった意識によって、これまで以上の救急需要増大を招くおそれがあること、③有料化を図る前提として、保険等の社会インフラの整備が求められること、④本来救急車が必要な事案についての要請を躊躇させるおそれがあること等の法的・社会的背景などから、現状では救急業務の有料化は難しい実態にあるとした否定的な意見が多かったとした上で、今後の救急需要の動向を踏まえつつ、将来的な課題として慎重な検討が望まれるとしている。

他方、内閣府政府広報室が平成15年に消防・救急に関して初めて実施した世論調査[4]の結果によれば、救急車の費用負担について、現在と同様に無料にすべきが51.1%、軽症者の搬送に限って有料化してもよいという利用者一部負担賛成が36.5%、利用者の全額負担賛成が4.1%となっており、全額負担を合わせると、利用者の一部負担もいたしかたないという意見が4割を超える結果となっている。そこで、以下では、まず現行法の解釈論として救急業務の有料化が可能かどうかを検討し、次に有料化を立法する場合の課題について考察する。

消防組織法第6条は、「市町村は、当該市町村の区域における消防を十分に果たすべき責任を有する。」と規定し、同法第8条では、「市町村の消防に要する費用は、当該市町村がこれを負担しなければならない。」と規定している。このように市町村消防の原則と費用負担の原則が現行法上の定めである。阿部泰隆教授は、この趣旨については二つの解釈が可能であるとする[5]。その一つは、市町村が消防費用を負担するという原則は、地方財政法第9条と同趣旨で、これは国、都道府県、市町村の間における費用負担の関係を定めたものであって、利用者の負担との関係には触れていない。したがって、市町村はいったん自分で費用を負担するが、利用者から費用を徴収することはこの規定によっては禁止されていないというものである。もう一つの解釈は、この規定は国、都道府県、市町村の間の費用負担の原則を定めたほか、市町村と住民との関係における費用負担の原則をも明示したものである。そもそも、救急車の出動は税金で負担すべき公的サービスであって、代価の支払いがなければしないという性質のものではないから、救急車の利用料金を徴収することはできないというものである。

思うに、消防活動は、警察活動同様、国民の安全を守るための公的サービスとしての性質を持つ行為であるから、原則的には後者の解釈が妥当と考えられる。しかし、消防の任務のうち、火災や災害に対して出動する消防活動と救急業務とは少し性質が違うようにとらえられる[6]。すなわち、救急業務の場合には法益を保護されるべき受益者が限定され、公益性、公共性が小さいことから、各消防本部ごとに当該地方公共団体が条例で救急車利用料を特定の者に対する公の施設の使用料として徴収することを定めることも可能と考えられる[7]。

そもそも救急業務の無料化の考え方が確定したのは、昭和38年に行われた消防法の改正で、同法第2条第9項及び第35条の5等としてようやく救急業務が国レベルの法律制度として組み入れられた際に、救急業務に要した費用は徴収しない、救急業務に要する費用について国は所要の措置を講ずるという方針が示された時である[8]。しかし、その後、昭和61年に救急業務の高度化を図る消防法の改正が行われ、それに伴い、消防法施行令第42条で、救急隊員が応急手当をすることができる場合として、生命に危険を及ぼし、若しくは著しく悪化するおそれが認められる症状を示す疾病であって、医療機関その他に迅速に搬送するための適当な手段がない場合と限定した。すなわち、緊急性の高い重症傷病者についての搬送は無料で公的サービスとして実施されるが、軽症傷病者、遠隔地搬送、転院搬送（ただし、いわゆる下り搬送に限る。）は、緊急性という面からすると、本来の救急業務の対象範囲にはないと解釈することも可能である。したがって、救急業務のうちの一部有料化という考え方も解釈論として可能ということになる。ただし、本来の救急業務の対象範囲にない事例に関して、搬送拒否ができるか否かは別論である。

このように考察してくると、現行法の解釈論としては、救急業務の有料化は、少なくとも、軽症傷病者、遠隔地搬送、転院搬送に関しては可能といい得る。しかし、救急搬送業務をその内容によって明確に区別することが可能かどうか疑問が残る。すなわち、重症度・緊急度のトリアージが搬送時に可能かどうかという課題が存在する。さらに、重症にならなければ無料で搬送されないとなると、重症になってから救急搬送を依頼することになり、搬送に伴う肉体的・精神的負担も重くなるうえに、医療費の負担も軽症の時に比較するとずっと多くなるという問題も生じてくる。また、料金を徴収して搬送するということになれば、当然、道路運送車両法に基づく国土交通大臣による事業免許取得が必要になり、料金設定をして認可を受ける必要があるが、現実に可能かどうかという疑問も残る。

以上、救急業務の一部有料化は、法解釈論上は可能であるが、そのためには解決しなければならない課題も多いということになる。したがって、このような残された課題もあることから、救急業務の一部有料化は、さらに、政策的に妥当なものかどうかの検討が必要である。

救急業務に関する立法論あるいは政策論としては、搬送対象傷病者の重症度にかかわらず、また搬送距離にかかわらず、一律に料金を徴収する制度を取り入れた方が、既述の課題を回避でき、現実的であるように思われる。しかし、一律有料化をするにしても、いかに料金設定をするのか、徴収方法をどうするのか、生活困窮者に対する例外措置をいかにするのか、保険制度との関係の調整などの問題が残される。そして、そもそも、有料化論議は、救急車利用の適正化あるいは抑制を目的として唱えられたものであるが、有料化による抑制効果が期待できるかどうか疑問が残る。救急車利用に関してかなり高額な利用料金を徴収しているニューヨークでは、抑止効果になっておらず、医学的観点から救急車利用が不要な人も相変わらず利用している状況が見られるという[9)]。こうした考察を踏まえると、政策論として、あえて、救急業務の有料化を唱える利点はないように思われる。むしろ、東京消防庁が組織した救急需要対策検討委員会の報告書にあるように、救急車を正しく利用してもらうための方策を検討し、できる限り適正な救急車利用を行うことができるように国民に周知徹底することの方が、政策論としては妥当なものと考える[10)]。そこで、以下では、トリアージの法的根拠について検討した後、119番通報受信時におけるトリアージの問題、救急隊現場到着時のトリアージ、特に搬送先医療機関選定の問題、患者等搬送事業者の利用促進のための法律整備の問題を取り上げ、適正な救急業務を確保するための方策について、法律学の視点から考察する。

2　救急現場等における搬送対象傷病者の緊急度・重症度判断について

交通事故の現場で、多数の傷病者が同時に発生していることは珍しいことではない。どのような地域・時間帯であっても、直ちに現場に駆けつけられる救急隊の数は限られており、特に交通渋滞中の高速道路上、あるいは人里離れた山間部が事故現場であった場合には、限られた人的・物的資源の中で、的確な救急救護体制をいかにとることができるかを臨場救急隊員は問われることになる。そのような場合に臨場救急隊員は、どのような基準で搬送優先順位、あるいは応急処置優先順位を付けて対応すればよいのか。それとも、そもそも救急隊員が優先順位を付けることはできず、身近にいる傷病者から搬送するしかないのか。こうした問題について、以下、考察することにする。

このように、多数傷病者が発生した場合に、医療資源、救急救護体制あるいは被災状況などを前提に、緊急度や重症度に従って傷病者を選別することを「トリアージ」と呼んでいる。そして、このトリアージという用語は、通常、災害発生現場におけるトリアージの概念を想起させる。しかし、ここで取り上げようとしている日常の一般救急活動の中で複数の搬送対象傷病者が発生した場合と、大規模災害発生現場におけるトリアージとは、事情を異にしているので、誤解を避けるためにも、トリアージという用語を使わずに、「救急現場における緊急度・重症度判断」という表現を用いることにする。ここでいう「緊急度・重症度判断」は、あくまで傷病者搬送業務を円滑に実施するための一過程にすぎないのである。したがって、具体的にいえば、災害時と異なり、ここで対象としている交通事故等で複数の傷病者が発生した場合には、トリアージ・タッグを付けるという行為を想定しておらず、搬送しなくてもよいことになる黒タッグを付けるなどということはおよそ考えられないのである。

ところで、医療の現場でも日常的に、どの患者から診察・診療をするかという問題は発生している。医師には、医師法第19条第１項に基づいて応召義務が存在するので、分け隔てなく患者を診察・診療する義務がある。例えば、目の前に同時に診療を依頼してきた急患が２人いた場合に、医師の患者を診察・診療する義務は同時に二つ発生する。この場合に、仮に一方の応召義務を履行すれば、他方に対する応召義務を怠ることになる。この状況を「義務の衝突」と呼んでいる。そのような場合に、選別基準が合理的であると認められれば違法性は阻却され、民事責任も刑事責任も負わないことになる。医療資源にも限りがあるので、合理的な選別基準の下で診療の優先順位を付けざるを得ず、仮に優先順位を付けて、それに従って診療しても、その選別が的確なものであれば、医師の行為は違法とされない。同様に、救急隊員も、傷病者から搬送依頼を受けた場合には、公的サービスの一環として搬送業務が発生するが、救急業務には限界があるので、搬送対象傷病者の緊急度や重症度などの合理的な基準に従って優先順位を付けて、搬送あるいは応急処置をせざるを得ない。しかし、そうせざるを得ない正当な理由が存するので、民事的にも刑事的にも違法とはならないのである。すなわち、救急隊員による搬送対象傷病者に対する緊急度・重症度判断は、的確な搬送業務遂行のための一過程とみられているのである。

ただし、この基準が診断行為に当たる場合には、医師法違反になる可能性があることに注意しておかなければならない。あくまでこの判断は、搬送あるいは応急処置実施の優先順位を付けることを目的とするものでなければならず、そこで、各消防本部では、所轄のＭＣ協議会の指導の下に、緊急度・重症度の判断基準をあらかじめ策定して、マニュアル化しておくことが必要である。あるいは、現在進行中の、「救急需要対策に関する検討会」（総務省消防庁）の議論を踏まえて、各消防本部で策定されることになる。このような、プロトコールを策定しておくことで救急業務実施基準に抵触することもなくなり、重症度・緊急度判断があくまで搬送あるいは応急処置の優先順位を付けることを目的に実施されることから医師法第17条にも抵触せず、さらに、優先順位を設けることについては合理的な理由があることから、住民の行政サービスを受けることについての不公平感を払拭することもできる。

全国の消防本部の救急業務実施要綱等を参照する限り、この点について既に規定してあるところはないようである。今後は、「救急搬送における重症度・緊急度の判断基準作成委員会報告書」（平成16年３月、㈶救急振興財団）に基づき、重症度・緊急度の判断にあたっては、ＭＣ医の指示・指導の下に行うことが必須である。また、可能であれば、救急業務実施基準第14条に基づき、救急現場への医師の派遣を要請することも必須であるように考える。このような手順を踏んだ上で、緊急度・重症度の判断を実施し、搬送あるいは応急処置の優先順位を付けて救急活動を行った場合にも、法的には何ら問題がないものと考える。

救急隊員による現場等での緊急度・重症度判断が法的に問題ないとしても、救急隊員が緊急度・重症度の判断を誤り、軽症事例と判断していた搬送対象傷病者の容態が急変し、重篤な状態に陥り、医療機関収容後死亡してしまった場合の関係者の法的責任について、以下考察する（もちろん、この場合に、搬送対象傷病者に目立った既往症もなく、搬送の遅れが死亡につながったという因果関係が明白な場合であるとする）。

民事責任から考察する。判断の誤りが明白であり、死亡との因果関係も容易に立証可能な場合には、消防本部（正確には消防本部の属する地方自治体）に、国家賠償法に基づく損害賠償責任が発生することになる。判断の誤りが、救急隊員の判断能力の欠如から、あるいは常軌を逸した注意力不足から、消防本部があらかじめ策定し実施しているマニュアルから大きく外れたために生じた場合には、救急隊員個人に消防本部からの求償権が発生することもあり得る。また、民法上の不法行為責任が救急隊員個人に発生することもあり得る。ＭＣ医の指示、指導・助言に過失が認められる場合には、消防本部に国家賠償法に基づく損害賠償責任が発生することになる。場合によっては、ＭＣ医についても民事責任が問われることもある。また、消防本部の策定したマニュアルに明らかな欠陥があった場合には、消防本部に国家賠償法上の損害賠償責任が発生することになる。このように、場合によっては関係者に損害賠償責任が発生することになるが、そもそも搬送が遅かったために死亡したという因果関係を立証することは容易でない。また、他に搬送すべき傷病者がいるという状況にあること、更に極めて短い時間内に判断せざるを得ないという状況にあることを考慮すれば、関係者が損害賠償責任を認容される可能性はほとんどないものと考えられる。ましてや、刑事法上の業務上過失致死傷罪が関係者に成立する可能性は、注意義務の成立を民事責任よりも厳格に考える刑事法の考え方からすると、稀有のことと考える。

なお、同時に医療機関に搬送できないほどの多数の傷病者が存在する場合に、緊急度・重症度が比較的低いと判断された傷病者から「なぜ、自分を病院に運ばないのか」、あるいは、「なぜ、自分は後回しにされるのか」という不満が出されることも当然考えられる。傷病者にできる限りそういう気持ちにさせないために、厳しい状況の中とはいえ、的確な内容と言葉で、緊急度・重症度が低いとされた傷病者にその旨の説明をしておくことは必要なことといい得る。このような場合には、当然のことながら、他の救急隊の応援を要請する、ＰＡ連携を試みる、所轄警察署に連絡する、周りにいる人に付き添いをお願いするなどの手を尽くしておくことが必須であり、そのことも搬送順位が遅くなる傷病者に説明しておく必要がある。

具体的な緊急度・重症度の判断基準の策定については、救急専門医と救急業務を熟知した消防関係者が、ＭＣ協議会の指導の下に共同作業で策定することが望まれる。

3　119番通報受信時におけるトリアージをめぐる法律問題

各消防本部では、現在、119番等による救急要請に対して、その要請すべてに応じている。しかし、東京消防庁の場合、すべての救急隊に救急救命士有資格救急隊員が配属されているものの、搬送者の約60%は、初診時に軽症者と診断されている状況にある。全国の救急業務の統計でも、約50%が軽症者となっている。さらに、東京消防庁の平成16年の統計によれば、出場要請があり、現場に出場したものの、辞退・立去り・誤報等で不救護になった件数が全出場件数の9.1%、61,416件も存在する。不救護の内訳は、辞退（拒否等）26,195件・42.7%、立去り8,152件・13.3%、誤報8,334件・13.6%、死亡5,773件・9.4%などとなっている。他方、既述のように、救急隊の数には限りがあり、救急隊員は１日平均12時間以上救急業務に従事している実態が存在する。そして、この状況は東京消防庁に限った現象ではなく、全国の各消防本部が抱える深刻な課題でもある。そこで、軽症事例、不救護事例のうち、119番通報受信時に出場を除外できるものが分類できれば、重症傷病者、特に救急救命処置が必要な傷病者の搬送に重点を置いた効率的な救急業務にすることが可能になる。平成12年東京消防庁第23回救急業務懇話会は、現状にふさわしい119番通報受信時の重症度・緊急度分類システムの構築と、それらを前提とした効率的な救急活動方策の可能性を検討している[11)]。

この懇話会では、専門分科会等を設置して、119番による救急受付指令内容の現状分析、救急隊選定シミュレーションの実施、効率的な救急活動を目指した今後の諸課題と方策について調査検討を重ね、その結果、重症度・緊急度を分類判断することの可能性について、内因性のものについては困難なものの、外因性については、今後検討すべき課題はあるが、おおむね分類が可能であるとの方向性が得られたとする答申をまとめた。しかし、おおむね分類が可能であるとされる外因性のものについても、通報受信時に選別するとなると、実際には各消防本部通信指令室に勤務する消防職員が傷病者のトリアージを行うことになるが、この診断類似行為を消防職員が行うことができるかどうかについては、関係諸法規との関係で疑問が残る。すなわち、消防職員が搬送対象傷病者に対して症状による分類を行うことは、仮に対象を外因性のものに絞って、機械的に判断できるシステムが構築されたとしても、更に検討を要する問題である。おそらく、この段階での分類が考えられるとすれば、救急車の適正かつ効率的な運用という観点から、搬送対象傷病者の症状以外の要素に基づいてなされる分類である。しかし、その場合に不出場が法的にも許されるかについては、更に考察が必要である。例えば、かなり軽症であるにもかかわらず過去何度も救急隊の出動を要請しているがいずれも不搬送であった、あるいは、一人暮らしのお年寄りが寂しさから精神的に不安定になるたびに過去何度も救急隊の出動を要請しているがいずれも不搬送であったといったような場合に、出場を拒否できるか否かである。この種事案に関して、最近、救急出動を拒否した結果、搬送対象者が死亡したという事案について、遺族に対し2,000万円の賠償金が消防本部から支払われたという報道がなされている[12)]。事案は、平成15年３月、Ｉ県Ｒ市内に住む無職男性Ａ（当時45歳）の家族からの119番通報に救急隊が出動した。家族は市内のかかりつけの病院に搬送を希望したが、病院から一般外来での診察を求められた。このため、救急隊員は、他の病院への搬送を勧めたものの家族に受け入れられず、家族の同意を得て引き揚げた。その約３時間後家族から再び119番通報があった。しかし、通報を受けたＩ広域消防本部（管理者Ｒ市長）は「Ａが心的治療を受けている」ことなどを理由に救急車の出動を拒否した。その後、容態が急変し、３回目の119番通報があり、すぐに救急隊が出動したが、救急隊が到着した時には既に昏睡状態で、市内の病院に搬送されたが、意識が戻らないまま、約４ヵ月後に死亡したというものである。この事案について、Ｉ広域消防本部は、救急要請を拒否するという不適切な救急対応があったとして遺族に謝罪するとともに、遺族に賠償金として2,000万円を支払っている。また、119番通報受信時のトリアージの段階ではないが、救急不搬送措置について責任があるとされた裁判例が１件存在する。その裁判例とは、札幌地方裁判所昭和51年６月22日判決（公刊物未登載）である。事案は、昭和50年12月17日、札幌市内に居住するＡから救急要請があり、出動した救急隊長は急病人Ｂ（６歳子供）の容態を観察し、両親から説明を受けた。そして、子供は昼間見た怪獣映画の興奮からひきつけを起こしたものと判断し、処置を説明したところ、父親Ａが搬送を求めない態度を示したので、救急隊は引き揚げた。ところが約４時間後、Ａから再び救急要請があり、出動してみると家族全員が石炭ストーブの不完全燃焼により一酸化炭素中毒にかかっていたため、救急隊は病院に搬送したがＢは既に死亡していた。Ａらは、１回目の救急要請の際にＢを搬送しなかったことに過失がある等と主張して、市に対し国家賠償法第１条に基づく損害賠償を求める訴えを提起した。これに対し、札幌地裁は、損害賠償を認める判断を下した。その理由として、救急隊長は、救急現場に到着した時は、直ちに傷病者の状況を把握し、必要な処置を施して救急病院等に搬送する職務上の義務があるが、１回目の出動の際の不搬送は、この義務に違反しているというものである。ただし、救急隊長の不搬送措置には過失があるが、子供の死亡につき両親にも落ち度があり、過失相殺されるとした。被告の市側は札幌高等裁判所に控訴したが、昭和56年３月30日に和解が成立している。これらの事案を通して119番通報受信時における救急隊の不出場が許されるかどうかについての裁判所の見解は、否定的であるということができる。思うに、救急業務を行うことは既述の通り市町村の責務とされ、市町村は住民の健康と安全を守る責務を有する。したがって、公的サービスの一環として行われる救急業務は、住民の出動要請がある限り、たとえいたずらの可能性の高い通報であったとしても、とりあえず現場に出場しなければならないのである。救急隊出場要請に対して拒否することは、法的には許されないものと考える。

なお、上述後者の事案は、不搬送措置に関する事案であり、不搬送あるいは搬送拒否[13]、応急処置拒否事例には各々固有の問題が存在するが、それらについては第７章で考察する。

4　救急隊現場到着時の搬送先病院選定をめぐる問題

東京消防庁管内の場合、救急隊出場から現場到着までの平均所要時間は約６分18秒、搬送開始から病院到着までの平均所要時間約８分54秒で、年々時間がかかる傾向にある。また、平均走行距離は、出場から現場までが約2.2km、現場から病院までが約4.1kmである。そして、搬送件数のうち、３分の１の約20万件が、搬送先医療機関について傷病者やその家族及び医師の依頼を受けて、依頼先医療機関に搬送している。このうちの約2.5%が現場から病院までの平均所要時間が30分を超えており、平均走行距離が15kmを超えるものが約３%となっている。ちなみに、この15kmというのは、医療法第30条の３に基づく（通常は広域市町村圏が標準となる）二次医療圏の端から端までの平均距離に該当し（往診料の算定基準である16kmにもほぼ等しい距離である）、30分というのは15kmに相応する救急車の走行距離である。この所要時間30分、走行距離15kmというのは、都市型の病院前救護体制の場合の遠距離搬送の一つの目安になる数値といい得る。これを基準にすると、このように、いわゆる依頼搬送により、平均所要時間及び平均走行距離をはるかに超える遠距離搬送という状況が一部に発生しているのである。したがって、既述のような救急出場の現況を考えると、１件でも遠距離の依頼搬送が入ると、当該救急隊の日常の救急活動がかなり厳しくなるばかりでなく、管轄区域内で同時期に救急搬送事例が発生すると周辺の救急隊が出動せざるを得ず、周辺救急隊の活動にも支障を与えることにもなる。したがって、本来の救急搬送業務確保のために、救急隊による現場到着時の緊急度・重症度判断により選定した、傷病者の症状に適応した医療が速やかに実施し得る最も近い医療機関に搬送するという救急車運用マニュアルが守られるように、運用指針を見直すことが必要になる。しかし、現行法の解釈上、119番通報受信時と同様、救急隊による緊急度・重症度の分類に医師による診断同様の医学的な判断力を付与することも、緊急度・重症度の分類に基づく病院選定を傷病者やその家族の意思に反して強制することもできないと考えられる。あくまで、救急搬送依頼を受けて実施される公的サービスを行っているにすぎないのであって、原則として救急搬送依頼者の明確な意思に反する行為をすることはできないのである。そこで、できる限り遠距離依頼搬送が生じないようにするための救急隊の対応指針を策定しなければならない。

救急隊の傷病者やその家族らの依頼による遠距離搬送の対応としては、まず、救急隊は、傷病者やその家族らに対して、救急隊の判断した緊急度・重症度に基づき症状に適応する直近の医療機関への搬送を説得する。それに応じて傷病者やその家族らが承諾すれば何の問題もなく、救急隊が選定した医療機関へ搬送されることになる。問題は、承諾されなかった場合である。その場合に、依頼された医療機関が、おおむね搬送走行時間が30分以内、あるいは搬送走行距離が15km以内であれば、必ずしも遠距離搬送とはいい得ないので、依頼医療機関へ搬送することになる。しかし、遠距離搬送に該当する場合には、搬送傷病者の症状によっては危険な場合もあり得るので、症状によっては、ＭＣ医に助言を求める必要がある。そして、ＭＣ医の判断で、直近の医療機関に搬送しなければ搬送傷病者が危険な状態の場合には、とりあえず直近の医療機関に搬送して処置を施した上で依頼先医療機関に転院搬送することも可能なことを説明して、直近医療機関に搬送しなければならない。

なお、この場合に、ＭＣ医が搬送傷病者やその家族と直接話し合うことは、ＭＣ・システム上できないと考えられる。ただし、明らかに救急業務に支障をきたすような、常軌を逸した遠距離搬送は、公的サービスの範囲を超えていると考えられるので、依頼を拒絶し、傷病者の症状に適応した医療機関へ搬送することができるものと思われる。しかし、遠距離搬送を実施しても、救急業務にそれほど支障をきたすことが考えられず、搬送傷病者の症状に問題がないとみなされる場合には、依頼先医療機関に搬送せざるを得ない。この場合に、搬送傷病者のそばにいる現場医師あるいは傷病者のかかりつけ医療機関の医師からの依頼の場合には、必要に応じて、ＭＣ医に当該医師との医学的な観点からの協議を求めることも可能と考えられる。このように、遠距離依頼搬送の場合には、一律に明確な形で救急隊の対応基準を設定することは困難と思われる。各消防本部は、事例ごとに、類型化したマニュアルを策定して対応することになる。

もっとも、搬送傷病者のかかりつけ医療機関への依頼搬送については、搬送傷病者の治療をスムーズに実施するために必要な場合も当然あり得るので、一概に、かかりつけ医療機関への依頼搬送を拒否できない理由も存在しているのである。ただし、いずれの場合においても、救急隊としては、ＭＣ医の指示・指導を受けて行った緊急度・重症度に応じた判断をまず優先して考えるべきである。

5　病院間転院搬送をめぐる法律問題 －患者等搬送業者利用促進のための法律整備問題－

ある医療機関に入院加療中の患者が、治療上の理由等で、他の医療機関に転院する必要を生じる場合がある。このような場合も、消防法第２条第９項に規定する「医療機関その他の場所へ緊急に搬送する必要があるものを、救急隊によって、医療機関その他の場所に搬送すること」に該当すれば、救急車が病院間転院搬送のために利用されることもある。東京都の場合には、「救急業務等に関する条例」（昭和48年東京都条例第77号）第２条第１項第２号で、「医療機関等へ緊急に搬送する必要があるもの」は、「現に医療機関にある傷病者で当該医療機関の医師が医療上の理由により、医師の病状管理のもとに緊急に他の医療機関等に移送する必要があると認めたものを含む」と転院搬送が明確に規定されており、病院間の転院搬送にも救急車が利用されている。実際に東京消防庁の場合には、東京消防庁救急需要対策検討委員会（平成17（2005）年春）において配布された資料によれば、年間約 4 万人（38,855人）［全出動件数の 6 %］が転院搬送のために救急車を利用している。その内訳は、以下のとおりである。搬送理由としては、処置困難66%、ベッド満床10%、専門外 6 %となっている。初診時程度別でみると、中等症69%、重症以上23%、転送先医療機関でみると、病院33%、総合病院35%、大学病院25%となっている。また、医師同乗は27%、看護師同乗は12%、家族同乗は41%である。そして、39%が70歳以上の高齢者である。このような数値から、病院間転院には、患者が重篤な症状であるために高度な医療が可能な医療機関に転院させる、いわゆる「上り搬送」と、高度な治療を要しないと診断され病状が安定している患者を、比較的長期収容が可能な医療施設に転院させる、いわゆる「下り搬送」があるが、救急車の転院搬送の利用状況の内訳から推測すると、緊急性の低い「下り搬送」も相当数含まれているものと思われる。上述の現況から推測すると、転院搬送の約 6 割が「下り搬送」ということになる。もし、この救急車の「下り搬送」利用がクリア・カットできれば、その数からすれば「焼け石に水」の感もあるものの、直接的な効果はそれ程望めないが、利用者意識の変革を求める契機となり、安易な救急車利用に歯止めをかける効果が期待できるものと思われる。そこで、この緊急性の低い「下り搬送」については、救急車による搬送ではなく、原則として民間の患者等搬送事業者（以下、民間救急と略称する。）に任せるようなシステムを構築することが考えられる。東京消防庁が平成15年に設置した「救急需要対策検討委員会」では、この問題について専門部会を設けて検討している[14)]。民間救急とは、国土交通大臣の許可を受けた旅客自動車運送事業者のうち、旅客を患者や歩行困難な身体障害者などに限定して搬送する者のことをいう。東京都内には130社ほどあり、そのうち東京消防庁の指導基準に基づき認定を受けた民間救急は43社106車両である。全国では、約1,600業者に患者輸送事業免許が交付されている[15)]。しかし、民間救急は、緊急性のない患者等の搬送を対象としているものの、搬送途中の患者等の容態悪化については常に注意しておかなければならない。そこで、業務従事者の資格や搬送用自動車の構造等について一定の基準を定め、質的向上と各消防本部による指導がなされていなければ、安心してこれを利用することはできない。消防庁は、平成元年救急救助課長通知「患者等搬送事業指導基準等の作成について」（消防救第116号）を各都道府県消防主管部長あてに出し、これにより患者等搬送事業指導基準と患者等搬送事業者認定基準が示され、消防機関による民間救急に対する指導体制を整えた。このようにして、民間救急のレベルは向上し維持されているが、利用に当たっては課題も多く存在する。

まず第一に、民間救急の費用は利用者が負担することになり、有料である。また、救急車と同じレベルの資器材を積載している車両は少ない。したがって、搬送対象傷病者やその家族からすれば、無料で資器材の整った救急救命士等の応急処置が的確にできる乗務員を同乗させている救急車利用を当然希望し選択することになるため、民間救急の利用を促進させるための方策が必要である。

第二に、民間救急の搬送車は、救急車を模した車両で運用されているが、道路交通法上、緊急自動車には該当しないため、赤色灯やサイレンは付けられず、緊急走行をすることはできない[16)]。したがって、緊急時に十分な対応ができないのではないかという不安を利用者は持つことになり、この利用者の不安を取り除く必要がある。

第三に、民間救急の事業者間のネットワークを充実させ[17)]、センターを設けて車両の一元的な管理を行い、空車情報等を共有し、効率的な運用を行い、民間救急事業者の経営上の安定化を図ることが必要である。これにより要請窓口も一本化され、利用者の利便性も確保できる。したがって、そのためのシステムを構築する必要がある[18)]。

第四に、安心して利用してもらうためには、民間救急の乗務員にも救急隊員の水準を要求することは無理にしても、既述の搬送等事業指導基準の乗務員の要件に示され、消防本部ごとに実施されている講習内容及び時間より高度な内容の講習を乗務員に義務付け、相当程度の応急手当の知識と技量を備えていることが望まれる。したがって、そのための教育の充実が民間救急の事業者には要求される。

第五に、利用者に民間救急の存在を周知させるための普及啓発活動をしなければ、利用拡大につながらないという課題がある。

このように民間救急の利用を促進するためには難題が存在しており、これを克服するための方策を検討しなければならない。しかし、民間救急の利用促進のために法律を整備するとしても、他の施策に抵触しない限度でなされなければならない。例えば、緊急走行の付与にしても、現行の道路交通法の解釈上、民間救急の搬送車だけに緊急走行を例外的に認めることは困難である。また、そのために道路交通法を改正することも、他の緊急走行が求められている車両とのバランスや、その不適切な運用と濫用を防止する方法の策定なしには難しいと考えられる。民間救急を育成し、民間救急の高度化を促進し確保するための環境を整備するのであれば、民間救急の経営状況を圧迫しない限度で乗務員教育を充実させるための基準を明確化すること、医療保険の移送費への適用拡大を図ること、病院間転院搬送にも適用される新しい保険商品の開発、支払い困難者への救済措置の策定等が考えられる。そして、これに関連する法律を整備することが必要になる。しかし、「下り搬送」に有料である民間救急を利用することを促進させるために最も効果的な施策は、法律整備の問題というよりも、まず転院搬送に対する医療機関側の意識改革、次いで利用者の救急車利用に関する意識改革であり、利用しやすいようにセンターを設けて一元的に管理する体制を構築することである。したがって、時間はかかるものの、民間救急の普及啓発のための広報を推進し、関係者の意識改革を図ることが望まれる。そして、民間救急の運用状況に関しても、救急隊の活動と同じように、第三者機関による事後検証システムを確立して、適正な運用の確保を図ることが必要である。

6　救急サービスを確保しながらの救急需要対策

救急需要対策に関して、現行法の解釈として可能な、適正な救急業務を確保するための方策について、病院前救護を時系列的に分けて検討してきたが、明快にクリア・カットできる適切なものを見出せなかった。しかし、高齢化社会を迎え、疾病構造も変化し、在宅患者数も増加傾向にあることを考慮すると、これまで以上に救急需要は増加するものと思われ、救急需要対策の策定は必須である。もちろん、一方で、地域医療システムの整備、機能分担に応じた救急医療体制の整備も行われているが、十分な進展を見せていない状況にある。したがって、より効率的で質の高い救急活動を確保し、救命率を向上させるという、本来あるべき救急サービスを確保するための方策を、立法論としてではなく、現行法の中ででき得るものを考えるとすれば、以下のものがあげられる。

まず第一に、救急車を正しく利用してもらうためには、地方公共団体や消防本部等は応急手当講習会等を頻繁に実施し、これを通して、まず応急手当の知識と能力を高め、同時に救急車利用実態の告知を行い、救急車利用ルールとマナーの理解のための広報活動を積極的に展開することが必要である。既述の「救急需要対策検討委員会報告」の中でも、この点が主張されている。また、学校教育においても、命の大切さを教える中で、応急手当の知識・技量の講習とともに、救急車の正しい利用の仕方を教育することも方策として必要と思われる。こうした、救急車利用の意識改革のための方策を、まず策定すべきものと考える。

第二に、救急車の正しい利用方法に基づいた運用のためには、救急車以外の手段による搬送方法を、具体的に、症状別に類型化して例示することが必要である。具体的に例示することで、救急車利用とそれ以外の手段による搬送の役割分担を明確化できるものと思われる。

第三に、これも既にいわれていることであるが、非医療従事者は、傷病に対して不案内で、症状に対して過度の不安感をもちやすい傾向にあることから、この不安を取り除くための機関を設けることも必要である。119番とは別に、救急相談のセンターを設けることで、応急手当の相談に応じ、ひとまず不安感をできる限り取り除くことが大切である。

相談を受けた結果、救急隊の出動が必ずしも必要な傷病者でなければ、このセンターで最寄りの適切な医療機関と搬送方法を紹介することによって不必要な救急隊の出動が避けられ[19]、救急業務の効率的な運用の一助になるものと考えられる。そして、これらの特段の法律整備を必要としない需要対策を実現していくことによって、本来あるべき救急サービスを確保することが少しはできるものと考える。

（注釈）

1）東京新聞平成16年８月５日夕刊、読売新聞平成16年９月９日夕刊は、救急の日に関する記事の中で、東京都が一部有料化も検討していると報道している。また、神奈川新聞平成16年３月５日によれば、横浜市消防局は有料化を検討しているという。

2）諸外国の各都市における救急車の有料化及び料金については、http://homepage2.nifty.com/soleman/medical/参照。

3）この委員会は、山本保博日本医科大学救急医学主任教授を委員長に、都医師会、都地域婦人団体連合会、報道関係者、患者等搬送事業者協同組合など、様々な職域及び団体から選ばれた13名により平成15年11月に組織され、４回の委員会、３回の専門部会を経て、報告書が出された。筆者も委員を務めた。

4）2003年に内閣府政府広報室が実施した「消防・救急に関する世論調査」では、回答者に、「平成13年中の１年間で、国民の約30人に１人が救急車で搬送されたことになっており、高齢化の進展に伴い、10年前に比べて、救急車の出動件数は1.5倍となっており、今後さらなる増加が見込まれています。一方でこのような救急需要の増加に対応できる救急隊を整備するためには、さらに多くの財政措置をする必要があります。」というカードを示した上で、意見を尋ねている。

5）阿部泰隆「救急車有料化の法と政策」自治研究64巻７号（年）７頁。

6）総務省消防庁監修『逐条解説消防組織法』（東京法令出版、2004年）168頁。

7）阿部泰隆・前掲注釈５）引用・６頁によれば、北海道の遠軽地区消防本部では、昭和47年から50年まで有料化を15件実施して、各市町村の収入として処理したという。北海道庁の指導もあり、昭和51年度から廃止ということである。

8）自治省消防庁救急救助課監修『六訂版例解救急救助業務』（東京法令出版、1999年）94頁。

9）Camasso-Richardson,K.et.:Medically unnecessary pediatric ambulance transports:a medical taxi service? Academic Emergency Medicine : 4（12）[1997].

10）ヘリコプター搬送の有料化についての検討は別の機会に譲る。

11）第23回救急懇話会は、大塚敏文日本医科大学理事長を会長に、島崎修次杏林大学医学部教授を専門分科会座長に発足し審議を行っている。特に、専門分科会で行岡哲男東京医科大学教授を小委員長とするグループが119番による救急受付指令内容に関して、受付指令員の判断に関する分類シミュレーション調査を詳細に行っている。

12）読売新聞平成16年５月11日夕刊。

13）なお、『第12回全国救急隊員シンポジウム議事録』（財団法人救急振興財団）中「事例に基づく法律知識」における搬送拒否事例に関する解説参照。

14）この委員会については、前掲注釈３）参照。

15）「救急需要対策検討委員会報告（別添え）『救急需要対策検討委員会専門部会報告』」参照。

16）医療機関所有の患者搬送車両の中には、救急車を模した車両で、緊急車両の認可を受けて、赤色灯とサイレンの使用が認められているものがある。しかし、この車両は当該医療機関の患者を搬送する場合のみに使用が限定されており、他の医療機関あるいは共同で運用することは認められていない。したがって、これを民間救急の車両として活用することは現行法上不可能である。現在、改善に向かって調整中である。

17）東京都の場合には、都内における患者等搬送業者で組織された東京患者搬送事業者協同組合（東搬協）が、26社ほどで組織されている。その後、その数は増加している。さらに、応急手当の知識・技術を有する運転手が乗務する「サポートCab」

といわれるタクシーの運用も開始している。

18）東京都の場合には、民間救急利用のためのコールセンターを設けて、一元的な運用に努めている。

19）東京消防庁の場合、出動１回のコストは約45,000円である（都政新報平成16年７月30日）。

第7章

傷病者の搬送をめぐる法律問題

1　搬送時の器物損壊・建造物損壊事例の検討

(1)　器物損壊・建造物損壊事例に関する救急隊員の法的責任

日頃の救急活動において、多くの救急隊員がヒヤリ・ハットした経験があるものに、搬送時の器物損壊・建造物損壊事例がある。実際に、狭い家屋の中でストレッチャーが家具や陳列商品にぶつかり壊してしまう、あるいは、救助のために窓ガラスや鍵を壊して侵入を図るということも少なからず存在する。しかし、比較的頻度の高いこうした事例に関して、マニュアルをきちんと作成して対応している消防本部はそれほど多くないように見受けられる。

まず、刑事責任について考察する。該当条文は、刑法第261条（器物損壊罪）と第260条前段（建造物損壊罪）である。刑法上、器物損壊とは、故意（損壊するという認識で）に、他人の物（動産でも不動産でも、飼育動物でも）を損壊し又は傷害することである。この場合の損壊とは、物質的に器物の形状を変更又は滅減させることのほか、物の本来の効用を失わせることをいうとされている。これに対し、建造物損壊とは、故意に、家屋その他これに類似する建築物であって、屋根を有し、壁又は柱によって支持され、土地に定着し、少なくともその内部に人が出入りし得るものを、物質的に形態を変更又は滅減、あるいはその本来の用法に従って使用し得ない状態に至らせることをいうとされている。したがって、屋根瓦や天井板等はそれを毀損しなければ取り外し得ない状態にあるから建造物の一部とみなされるが、ガラス戸や雨戸のように自由に取り外しのできるものは、建造物の一部とはみなされず、器物損壊罪の対象物になると解される。

なお、この両罪は親告罪とされ（刑法第264条）、被害者からの告訴がなければ犯罪として扱われない。

次に、民事責任について考察する。民法上、他人の物を損壊した場合には、通常は、故意であろうと過失であろうと、民法第709条の不法行為に該当し、損害を賠償する責任が発生する。しかし、既述のように、救急隊員は公共団体に属し、その公権力の行使として、公的サービスの一環として救急活動をしていると法的には考えられる。したがって、救急活動に伴って生じた損壊行為は、国家賠償法第１条に基づく損害賠償請求も発生する可能性がある。そして、国家賠償法第１条は、民法上の不法行為の特別法としての意味をもっていると一般には理解されているので、両方の請求権が競合する場合もあるが、このような場合には、救急隊員が一個人として民法上の不法行為責任を問われるのでなく、当該公務員の属する消防本部が国家賠償法第１条に基づく損害賠償責任を問われることになると解されている。すなわち、消防隊員の行為に起因して発生した権利侵害行為について、消防隊員の個人責任とは関係なく、危機管理の主体としての消防本部（公共団体）の固有の責任として、消防本部が損害賠償責任を負うことになる。

(2) 具体的事例の検討

【事例１】

傷病者の搬送中に、救急隊員のひじが棚に飾ってあった時価10万円相当の花瓶に触れ、その拍子に花瓶が床に落ち、割れてしまった場合。

この事例のような場合、刑事責任が問われることはない。なぜなら、救急隊員は、故意に器物を損壊したのではなく、誤って、注意が足りずに損壊してしまっているので、救急隊員の行為は過失器物損壊罪とみなされる。しかし、刑法上、過失器物損壊の規定は存在しないので、刑法の基本原理である罪刑法定主義の原則から、不可罰とされる。もともと、器物損壊罪は、被害が極めて軽微なものも少なくなく、そうしたことも考慮して、法定刑も３年以下の懲役又は30万円以下の罰金若しくは科料という比較的軽微な犯罪類型とされている。それゆえ、親告罪とされているが、更にこれを過失で犯した場合には、違法性の度合いも更に低くなり、刑事責任を追及するほどでもないと立法者は考え、そのような規定を置くことをしなかったのである。

次に民事責任について考察する。誤って、注意が足りずに損壊しているので過失により他人の物を損壊しているとみなされ、更にそのことによって他人の所有権という権利を侵害していることになるので、国家賠償法第１条第１項に基づく損害賠償責任が発生することになる。その場合に、救急隊員に重大な過失が認められるときには、国家賠償法第１条第２項により、消防本部は救急隊員に対して求償権をもつことになる。ただし、緊急事態に狭い家屋の中で起きたことを考慮して、損害賠償額はかなり低く抑えられることが予想される。しかし、これはあくまで形式的な法律論で、実際には、花瓶の置き方が悪くて所有者にも何らかの落ち度が認められることもあるし、何よりも、その救急救助活動によって当該傷病者の生命・身体が守られたのであるとするならば、損壊された所有者からクレームがくることはほとんどないように思われる。要は、形式的な法律論よりも、実際の当事者同士の対応関係である。不幸にしてこのような当事者になった場合には、まず、早期に上司に連絡・相談し、更に所轄消防本部へ速報して、関係部署が連携をとりながら、一個人としてではなく、組織として対応することが重要である。そして、相手方に対して、速やかに誠実に事情を説明し、理解を求める姿勢を示すことが肝心である。法律上の争いは、そうした行動をとった上で、どうしても相手方の理解が得られなかった場合の問題といい得る。

【事例２】

傷病者の救出のために、扉が施錠されているのでやむを得ず窓ガラスを破って侵入した場合、あるいは、建物の一部を壊して救出した場合で、傷病者と壊された物件の所有者が無関係のとき。

このような事例で、傷病者と壊された物件の所有者が一致しており、事前の承諾が得られているか、得られるであろうことが当然推定できる場合には、いわゆる被害者の承諾（同意）があるものとされ、損壊の程度が被害者が意図していた範囲を大幅に逸脱していない限り、刑事責任も民事責任も問題になることはない。したがって、例えば、通報者がお年寄りの傷病者で身動きがとれず玄関や窓の施錠を解くことができないような状況で、他に侵入手段が見当たらない場合には、窓ガラスあるいは玄関の施錠を損壊して救助活動にあたったとしても、それは傷病者の承諾の範囲内にある行為と解され、法律上の責任を追及されることはない。

しかし、傷病者と壊された物件の所有者が無関係で、物件の所有者の事前の承諾を得ておらず、承諾を得られることも推定できないような場合には、【事例１】とは異なった法律問題が発生する。最も異なる点は、【事例２】の場合には、救急隊員が過失で物件を損壊しているのではなく、故意に物件を損壊していることである。

刑事責任から考察する。この事例の場合、窓ガラスを壊す行為は器物損壊罪に該当し、建物の一部を損壊する行為は建造物損壊罪に該当する。ただし、救急隊員の損壊行為が、傷病者の生命・身体を救うための行為として刑法第37条の緊急避難行為に該当すると判断された場合には、その違法性が阻却され不可罰となる。しかし、緊急避難とみなされるためには、救急隊員は刑法第37条第２項の特別義務者に該当するとされているので、特に他にとるべき手段がなかったことが求められる。

なお、他人の所有する家屋に許可なく立ち入ることは住居侵入罪（刑法第130条）に該当するが、この事例の場合には出動要請に基づく正当な理由による侵入とみなされ、救急隊員は正当業務行為（刑法第35条）として行為しているので、住居侵入罪が成立する可能性はない。

次に、民事責任について考察する。当該物件の所有者の承諾が得られているか、得られることが当然推定される場合を除くと、勝手に、故意で、当該物件を損壊したことになるので、国家賠償法第１条の適用の可能性がある。したがって、【事例１】の場合と同様な対応をとることが救急隊員、関係者、消防本部には望まれる。救急隊員の立場からすれば、傷病者の生命や身体を守るために業務上正当な行為をしながら、少なくとも消防本部が賠償責任を追及されることは理不尽に思われるが、当該物件の所有者が傷病者と無関係な第三者であった場合には、この所有者の権利も保護する必要もある。したがって、当該物件の所有者が、傷病者あるいはその親族に民法上の損害賠償請求する可能性もあるが、損壊行為をした救急隊側に求めてくる可能性も否定できない。そこで、どうしても当該物件を損壊しなければ救助できないと判断される場合には、少なくとも出動救急隊員全員の判断が一致していることが最低限必要であり、それが唯一の手段であることを確認するために、所有者を探して承諾を求める努力や、警察官や近隣の方々の立会いを求めることなど、極めて厳しい時間的制約の中ではあるが、試みておくことが求められる。

なお、損壊された家屋の部分から侵入盗があり、家屋の所有者に被害が発生したとしても、損壊と窃盗の被害が生じたこととの相当因果関係が認められない限り責任を負う可能性はない。そこで、家屋の一部を損壊したような場合には、当該救急隊員らは、救急活動を当然優先させなければならないので、傷病者搬送のために現場を離れる前に、所轄警察署にその旨を連絡しておくことが必須となる。さらに、室内等が風雨にさらされないように、あるいは外部から侵入できないように、できる限り損壊箇所の補修等の手当てをしておくか、あるいは立会いの方にそのことをお願いしておくことが必要である。

なお、同じ消防関係でも、救助隊員が火災現場等において救出活動をするために必要最小限の破壊活動を行うことは、消防法第29条第１項ないし第３項等で認められている。そして、その場合に損失補償をすること、及びその費用負担者についても、同法第29条第３、第４項に規定されている。しかし、救急隊が救急業務を行う場合には、同様な規定は置かれていない。そこで、消防本部通信指令室担当者はできる限り通報時に通報者から現場の状況を聴取し、損壊行為の必要性を覚知した場合には、救急隊出動時に消防法第35条の７に基づき警察官の出動を要請する、あるいは、救助隊の応援を速やかに要請するなどして、救急現場で連携をとりながら傷病者救出のために迅速に損壊し侵入できるようにしておくことが望まれる。

2　搬送拒否事例について

(1)　搬送拒否に関する法律上の基本的な考え方

「救急業務実施基準について」（昭和39年自消甲教発第６号）第13条に規定されているように、公的サービスとして行われる救急業務も、搬送対象傷病者本人の意思をできる限り尊重して実施することになっている。したがって、傷病者本人が搬送を拒否した時に、その本人が精神的に安定していて、正常な判断能力が備わっていると判断できる場合には、本人の意思を尊重して、搬送しなくても法的には問題がないと考えられる。おそらく、このような姿勢で、各消防本部等は内規や対応マニュアルを作成して対応しているのだと想像される。したがって、搬送拒否の場合の処理手続（的確な容態観察、ＭＣ医との連携、的確な説得・説明の内容・方法・時間、状態変化の場合の対応方法の指導、傷病者等により作成される搬送拒否書面等）をきちんと踏んでいれば、仮に後に状態が変化して重篤になったとしても、搬送しなかったことについて、救急隊員が過失責任を問われることはないと考えられる。

問題は、搬送対象傷病者から搬送拒否の意思表示がなされた場合に、臨場救急隊員が、その搬送拒否の意思表示が、正常な判断能力のもとにおいて、傷病者の自発的な真意に基づいた自己決定によるものかどうかの判断が可能かどうかである。救急現場という極めて限られた情報と時間の中で生命・身体にかかわる事項に関して安易に判断を下すことは極めて危険なことである。したがって、一般論としては、判断可能かどうかについての限界事例の場合には、一見搬送拒否しているように解されるときでも、傷病者本人が拒否していないものとして扱い、搬送するのが無難な処理方法と考えられる。すなわち、ひとまず人命救助という方向で考えることを行動指針とすることが望ましいということになる。しかし、実際の接遇の場面でこのような行動が可能なのか。以下、具体的な設例を用いて考察する。

(2)　具体的事例の検討

【事例】

母親からの通報で「37歳の娘が市販の風邪薬を約80錠とビールを一緒に飲んだ。」との救急要請があった。現場到着時、傷病者は興奮状態であったが言動は正確であった。母親から「娘に精神疾患等の持病は無く、父親と口論した後、発作的にビールと薬を飲んだ。今後の症状が心配なので、強引にでも搬送して欲しい。」との要請を受けた。しかし、傷病者からは「具合は悪くない。強引な搬送は法的手段に訴える。」と搬送は拒否された。やむを得ず、救急隊は、傷病者の自己判断を優先し不搬送処理（書面）して引き揚げた。

この事例は、第12回全国救急隊員シンポジウムの際に用いられた設例である。本事案では、搬送対象傷病者の判断能力が正常と認められ、精神的に安定している状態で搬送拒否の意思表示を行っていると、臨場救急隊員が判断できる状態であったのか疑問の残る事案である。自己決定権は、他人に危害を加えるおそれのないものでない限り、最大限尊重されなければならないが、生命・身体に危険が及ぶような状況における自己決定について、その自己決定を尊重すべきか否かについての判断は、慎重になすべきである、というのが、現在の法律実務の考え方である。判断を慎重にすべきであるという意味は、真意に基づく自己決定であることが疑わしい場合には、自己決定がなかったものとして扱うということである。しかしながら、判断材料と時間とを制約されている救急現場において、慎重に自己決定を吟味しなさいということは不可能を強いることになる。本事案の場合、傷病者本人の搬送拒否の意思表示は一応なされているものの、傷病に至った原因行為（自損行為）と原因行為自体の生命・身体への危険性、傷病者の精神的安定性、親族の要望等を勘案すると、傷病者本人に自己決定する能力が備わっているかどうか臨場救急隊員が即断できかねる事例といえる。このような事例の場合には、自己決定を尊重して搬送をしないでおくという事案ではなく、自己決定はなかったものとして、ひとまず搬送すべきものと考えておくべきである。救急隊員は、本事例のような限界事例の場合には、パレンスパトリエ（国親制度・父権主義）の観点から、生命・身体の保護を優先させて搬送処理すべきであると考える。たとえ、強引に搬送したとしても、逮捕監禁罪や強要罪に該当する可能性はない。逆に、不搬送処理の結果、後に重篤な状態に傷病者が陥った場合には、法的責任が発生する可能性がある。刑事責任として、救急隊員が保護責任者遺棄罪（刑法第218条）に該当する可能性があるが、犯罪が成立するあるいは起訴される可能性はないと思われる。民事責任としては、国家賠償法上の責任が発生する可能性があるほか、緊急事務管理上の重過失に当たるかが争点になる可能性も場合によってはあり得る。

ここまでは、純粋法理論上の考え方を示してきたが、救急現場においては、傷病者本人が拒否していないとみなして、強引に搬送を強行することが困難な場合も存在する。法理論上の考えどおりに実際の接遇がいくとは限らない。そこで、限界事例においてひとまず搬送すべき事案であった場合に、どうしても説明・説得に応じない傷病者に対してどうすべきかが、次に問題になる。救急業務は、消防法第２条第９項により、医療機関その他の場所へ緊急に搬送する必要があるものを、医療機関その他の場所に搬送することと定められ、こうした状態にある傷病者を搬送することが救急隊の任務である。しかし、救急隊の搬送行為に対して妨害行為が加えられ、救急隊員の身体の危険が発生しているような場合にまで、搬送業務を遂行すべきとは考えられない。このような公務執行妨害罪（刑法第95条第１項）に該当するような場合には、救急業務を中断して、引き揚げるべきものと考える。したがって、説明・説得を試みても医療機関への搬送に応じない傷病者に対して、強引に搬送しようとした際に、暴れたり、救急隊員に暴行を加えるなど、妨害行為に出た時には、それは別の次元、すなわち、公務執行妨害罪該当事例ということなり、傷病者を搬送せずに救急隊を引き揚げたとして法的責任問題が発生する可能性はない。すなわち、搬送拒否の限界事例の場合には、ひとまず搬送すべく業務を遂行するが、傷病者等から搬送行為に対して妨害がなされたような場合には、搬送拒否の意思表示に従った不搬送事例に該当するのではなく、妨害行為に伴う不搬送事例として救急隊を引き揚げることになる。妨害行為を受けたか否かが、強引に搬送すべきかどうかの線引きになり、そこまで至らない限りは、搬送すべきということになると考える。

(3)　搬送対象傷病者が作成した搬送を辞退した旨の書面の法的効力

不搬送とする場合には、搬送対象傷病者等からの明確な意思表示を確認しておく必要があり、通常は、各消防本部等で作成されている内規や対応マニュアルで、搬送を拒否・辞退した旨を記載した書面を搬送拒否傷病者等から取っておくことが求められていることが多くみられる。一般論として、搬送を拒否・辞退した旨を記載し、拒否・辞退者が署名した書面は、正常な判断能力のもとで下された意思決定で、その状態で作成されたものであれば、法的にも有効な意味のある文書ということになる。仮に、救急隊が搬送しなかったため、その後容態が変化し、重篤になったあるいは死亡したとして、後日裁判に発展した場合に、傷病者らが自らの意思で搬送を拒否・辞退したことの立証に役立つことになる。しかし、搬送対象傷病者の搬送拒否・辞退の意思表示に安心して、説得等を十分になさないままに作成された書面であったり、文面を指示して書かせたもので任意性に疑いを生じさせる書面であったりした場合には、必ずしも法的に有効な書面とはいえない。法的に有効な同意書が存在したとしても、救急隊員の事後処理として最も大切なことは、自らの救急活動の正当性を説明できるようにするために、救急活動記録票に記憶の薄れぬうちに速やかに正確に、客観的に記載しておくことが必須なことである。活動記録票には、容態観察内容、拒否・辞退の理由、説明・説得の内容・方法と時間、相手方の反応、容態変化等の場合に医療機関に連絡し出向く旨を指示・説明したことを確認済みであること等を記載しておくことが望まれる。このような記載のある活動記録票があれば、たとえ何らかの事情で搬送を拒否・辞退した旨の搬送対象傷病者作成の書面がなかったとしても、裁判に発展した場合にも、傷病者が搬送を拒否・辞退した事実の立証が可能になる。一般に、初めて救急車のお世話になる機会を得た傷病者が冷静に、正常な判断能力のもとで書面を作成できるとは考えられない。したがって、必ずしも法的に有効な書面とはいえない文書にこだわるよりは、法的にも信用性の高い活動記録票に要領よく的確に記載し、できれば記載部分の横に拒否した者の署名をもらっておく方が、法的には意味のあるものといい得る。

救急活動の目的、あるいは救急活動に期待されていることは、傷病者を速やかに適切な医療機関に搬送することにあるため、たとえ、搬送対象傷病者自らが搬送を拒否・辞退した場合でも、特に、容態が変化し重篤になった場合に、後に紛争に発展するおそれがある。したがって、搬送拒否・辞退の意思表示がなされたとしても、医療機関への搬送を第一に考え、容態観察をしっかり行い、ＭＣ医と連携をとりながら説明・説得を行うことが必須である。傷病者本人の意識がはっきりせず、搬送者の家族から傷病者本人の意思を忖度して搬送拒否・辞退の意思表示がなされた場合には、家族あるいは親族全員からの拒否・辞退の意思表示がなされない限り、搬送拒否事例には該当しないと考えるべきである。なぜなら、傷病者本人が無意識状態にあり、立ち会っている親族から搬送拒否の明確な意思表示がなされ、それに従って不搬送処理をしたところ、他の親族から後日不服申し立てがなされた事例が現実に数多く存在しているからである。さらに、搬送拒否の明確な意思表示がなされたり、搬送の妨害行為に出る等の理由で搬送ができなくなった場合でも、酩酊事例や頭部外傷、内因性疾患等の場合には特に容態観察が慎重になされるべきで、「救急業務実施基準について」第14条により、医師を要請する判断も必要と思われる。そして、搬送拒否・辞退事例の場合には、搬送を拒否・辞退した旨を記載した書面を搬送拒否・辞退者に作成してもらうことも大切なことであるが、救急活動記録票に正確に客観的に記載しておくことが自己の活動の正当性を立証するためにも忘れてはならない活動といい得る。

3　搬送傷病者の所持品の取扱いについて

(1)　搬送傷病者の所持品の管理責任

救急隊員が困惑してしまう事例の一つに、搬送傷病者の所持品の取扱いをめぐるトラブルに関するものがある。もちろん、こうしたトラブルを予想して、各消防本部では、活動基準あるいはマニュアルを策定して、これらに対処できる態勢を整えてはいるものの、実際の現場では、種々の予想外のケースが存在し、活動基準あるいはマニュアルどおりにはいかないようである。

救急業務は、緊急に医療機関に搬送する必要のある傷病者を、応急手当を施しながら、医療機関に搬送することとされている（消防法第２条第９項)。搬送傷病者の所持品の管理については、本来の救急業務とはされず、消防法等には、それに関することについては何も規定されていない。したがって、消防法等の上では、搬送傷病者の所持品を救急隊が収納し、管理する義務は存在しない。一般に、救急隊は、公的サービスの一環として業務を行っており、搬送傷病者に対しては、民法第698条の緊急事務管理の関係にあるとされている。そこで、通常、救急現場において救急隊員によって行われている搬送傷病者の所持品の収容及び管理は、あくまで、本来の救急業務行為に付随する行為とみなされることになる。なぜなら、この救急隊員による所持品の収容及び管理を、法的に、本来の救急業務とは別個独立の行為としてとらえること、例えば、事務管理（民法第697条）の関係にあるととらえることは実態にそぐわないと考えるからである。仮に、事務管理の関係にあると考えると、管理を始めるか否かは管理者の自由に委ねられることになり、また、いったん管理を始めると善良な管理者の注意義務を負いながら管理を継続しなければならなくなる。これでは、公的サービスの一環として行われている救急業務の実態にそぐわないばかりか、救急隊員に過重な義務を負わせることになるからである。したがって、本来の救急業務行為に適用される緊急事務管理の法理が、救急業務に付随して行われる所持品の収容行為及び管理にも適用されるということになる。そこで、傷病者の所持品を収容及び管理する際に当該所持品を毀損あるいは紛失した場合には、救急隊員に悪意又は重過失がない限り、民事上の責任は発生しないことになる。

なお、この場合に、意識のはっきりしている搬送傷病者から所持品の管理の依頼を救急隊員が受けたとしても、委任等の契約関係は成立せず、本来の救急業務の付随的な行為として、せいぜい緊急事務管理の法理の中で考えるのが妥当と思われる。

民事上はこのような法律関係に立つものと考えられるが、搬送傷病者の所持品の収容あるいは管理中に毀損あるいは紛失等の事故が発生したとしても、救急隊員が個人として民事責任を追及されるケースはほとんどないものと考えられる。なぜなら、救急隊員は、地方公務員という身分のもとに、職務上の公務として救急業務行為を行っているので、国家賠償法の適用が考えられるからである。つまり、救急隊員が搬送傷病者の所持品を収容しなかったことに関して生じた問題、あるいは管理中に毀損あるいは紛失したような事例については、国家賠償法第１条第１項の対象となると考えられるからである。したがって、救急隊員の故意又は過失が認められる場合には、当該消防本部が属する地方自治体に損害賠償責任が生じることになる。

なお、刑事責任については、搬送傷病者の所持品を収納しなかった不作為を処罰する規定はなく、また、収納した所持品を不注意で毀損あるいは紛失した場合に関する過失器物毀損罪の規定も存在しないことから、故意に所持品を毀損等しない限りは、責任を追及されることはないと考えられる。

(2)　具体的事例の検討

【事例１】

行き倒れの人がいるとの通報を受け出動し、搬送対象傷病者を救急車に収容するとともに、傷病者のそばに放置されていたセカンドバッグを傷病者の所持品と判断し、搬送先医療機関まで救急隊員が携帯し、医療機関収容後看護師に手渡しした。後日、当該搬送者から消防署に、「セカンドバッグに入れておいた財布がなくなっていた。消防署は被害を弁償しろ。」とのクレームが寄せられた。

この事案は、救急隊員の落ち度により、救急隊員の管理下にあった財布がなくなったという主張がなされているので、国家賠償法第１条第１項に該当するか否かが争われる事例といい得る。既述のように、救急業務は、本来、傷病者の生命・身体を守るための応急手当・搬送を実施することにある。この本来的業務を犠牲にしてまで、搬送傷病者の所持品の収容及び管理を義務付けるものではない。ただし、付随的に行われる行為であっても、いったん引き受けた以上、応急手当あるいは搬送業務に支障をきたさない限度で、当然管理責任は発生する。したがって、この事案でも、場合によっては賠償責任が発生する可能性もある。それだけに、傷病者の所持品の収容及び管理は慎重になされるべきであり、不用意に手を触れないことが望まれる。

しかし、目の前に存在し、明らかに傷病者の物と思われる物理的に収容可能な物件を放置する場合には、逆に、収容しなかった不作為について賠償責任の対象になる可能性もあり得る。それゆえ、救急隊員は現場で困惑するのである。最も困惑するのは、収容対象物をどの範囲まで検索しなければならないのか、また、傷病者の所持品と容易に推測できる物のうちどこまで収納するのか、という点にあると思われる。この点に関して、賠償責任が発生するか否かの基準になるものは、①搬送傷病者の緊急性及び重篤度、②搬送傷病者からの距離＝応急手当あるいは搬送行為を実施しながら目視できる範囲内で、手間をかけることなくたやすく収容できる近さにあるか否か、③収容することに危険を伴わない状況であるかどうか、④物理的に救急車に収容可能なものであるかどうか、⑤意識ある傷病者の場合には傷病者本人の意思確認に基づいているかどうか等が考えられる。この場合、検索・収容といっても、救急隊員が役割分担して極めて短い時間で行わなければならないように、各々の基準についても、かなり厳しい制約の中での判断行為となる。例えば、交通事故の現場で、大破した車の中から所持品を検索することまでは求められていないし、高速道路上に散乱した所持品を収容することは危険を伴うので、そこまでは要求されていない。また、乗っていた自転車や飼い犬のようなペットを救急車に収容して搬送するわけにはいかないので、こうした物理的に収容不可能なものは、明らかに本人のものと判明していても収容対象外ということになる。物理的に収納不可能なものについて、収容する義務はおよそ発生しない。ただ、飼い犬を放置するわけにもいかないので、近親者あるいは所轄警察署に連絡して、管理を依頼しておく必要がある。交通事故以外の場合には、警察の協力が容易に得られない場合もあるので、ＰＡ連携等をできる限り活用して、救急隊は、本来の業務である救急業務に専念することを心掛けなければならない。

搬送傷病者の緊急性及び重篤度にもよるが、基本的には、目の前にある明らかに傷病者の所持品と思われるもので、物理的に収容可能なものについては、できる限り収容しておくことが望まれる。その際、傷病者に意識がある場合には、収容する所持品の品目と個数等口頭で伝え、収容しておく場所についても明確に伝えて、とりあえず傷病者本人の了解を得ておくことが必要である。更に問題は、いったん収容したものについては、緊急事務管理の法理が適用されるにせよ管理責任は発生するので、毀損及び紛失について注意しておく必要がある。そこで、一部の消防本部で実施しているように、透明な大型のビニール袋をあらかじめ救急車に携行しておいて、収容したものはすべてその中に収容して、封入しておくことをお勧めする。盗難の疑いをかけられないようにするためだけではなく、禁制品である薬物が所持品の中に含まれていることも考えられ、収容して直ちに封入しておけば、救急車内で救急隊員によって当該薬物が入れられたという、あらぬ疑いをかけられることのないようにしておく予防にもなるからである。そして、医療機関搬送後に、医療機関の方に、直接それを手渡しすることが必要である。意識ある搬送傷病者の場合には、口頭で搬送先医療機関関係者に引き渡した旨を明確に伝えて、了解をとっておく必要がある。さらに、時間と余裕がある場合には、搬送中に、封入したもののリストを作成しておくと、無用な紛争の防止にもなる。時間と余裕がない場合には、医療機関搬送後、医療機関の方に手渡しする際にリストを作成し、手渡しした相手方の氏名も救急隊活動記録票等に明記しておくことが望まれる。このようにして、可能な限り、無用な紛争を防止するための措置をとっておくように心掛けていることが肝要と思われる。

【事例２】
医療機関搬送後、日頃から懇意にしている顔見知りの搬送先医療機関の救急医から、「カルテを作りたいから、傷病者の携行品のセカンドバッグの中を調べて、免許証か社員証を探してくれないか。」と言われ、傷病者の許可を得ることなくセカンドバッグをあけ、中にある身分証明書を取り出し、身元確認の手伝いをした。

このような行為を体験された救急隊員は少なからずいると側聞している。自ら進んで積極的にこうした行為をする救急隊員は少ないと思うが、顔見知りの医師や看護師に依頼され、断りきれずに行っていることが、意外に多いと伺っている。

非権力的公務に携わっている救急隊員と異なり、権力的公務に従事している警察官は、周知のように、不審者に対して、警察官職務執行法第２条第１項に基づき職務質問をすることができる。しかし、この場合でも、原則として不審者を停止させ質問するために有形力を行使することは認められていない。更にこの場合に、警察官が不審者の態度等から、携帯品について不審をもったとしても、警察官が強制的に不審者の所持品を検査することも原則として認められていない。不審者のプライバシーを保護する観点から、このようになっている。ただし、このようにしていると治安維持等の観点から不都合も生じるので、最高裁判所の判例によって、必要性・緊急性・手段の相当性が認められる場合には、職務質問をするための有形力の行使をすることと、承諾なしに例外的に所持品検査をすることが許されるとされているのである。一見、治安維持のためには何でもできそうにみえる警察官に対しても、市民のプライバシー保護の観点から、このような措置がとられている。

翻って考えると、救急隊員には、この事例のような場合に、傷病者の承諾なしに傷病者の所持品を検査して、身元を確認しなければならないという義務は当然のこと、必要性も緊急性も存在しない。もちろん、傷病者を搬送する、応急手当を施す場合に、家族に連絡をとる、既往症を調べるといった必要性から、身元を確認する必要が生じることはある。そのような場合であっても、傷病者の所持品を承諾なしに調べることまでして確認する必要があるかどうかについては、慎重に考えざるを得ない。活動記録票作成のために氏名等の確認が必要な場合には、後に、搬送先医療機関に問い合わせれば済むことと考えられる。ましてや、この事例の場合には、傷病者の承諾なしに救急隊員が所持品検査をする理由が見当たらない。確かに、日常の救急業務を円滑にするためには、搬送先医療機関との信頼関係を形成しておくことは重要なことではあるが、そのために法を犯す可能性のあることまですべきとは思われない。こうした場合に救急隊員の方から、個人的に医療機関に対して依頼を拒否する意思表示をすることは困難と思われる。そこで、消防本部は、管轄内の救急告示医療機関に対して、この事例にあるようなことを救急隊員には求めないでほしいということをあらかじめ伝えておく必要があると考えられる。こうした措置を講じておくことによって、無用な紛争から救急隊員を守っておく義務が消防本部には存在するものと思われる。

搬送傷病者の所持品の収容及び管理についての紛争は、傷病者本人と救急隊員という当事者だけが関係する事象である。とりわけ救急車内は、当事者しか立ち入ることのできない密室である。したがって、所持品の紛失等に関しては、当事者間の水掛け論に終始する可能性が高い問題である。消防本部及び救急隊員は、無用な紛争に巻き込まれないように、上述したような予防的措置を策定し講じておくことが求められる。また、傷病者の所持品を収容及び管理した場合には、活動記録票に、収容及び管理した所持品の品目と個数等と所持品を手渡しした搬送先医療機関関係者の氏名等をしっかり明記しておくことが必要である。

第8章

応急処置をめぐる法律問題

1　傷病者等から応急処置を拒否された場合に関する法律問題

(1)　応急処置拒否に関する法律上の基礎知識

傷病者又はその家族から、医療機関に搬送するまでの間の、救急隊員が行う応急措置を拒否された場合における救急隊員の対応をめぐる法律問題について考察する。ここで考察する応急措置拒否とは場面を異にする、搬送自体を拒否する場合については、「救急業務実施基準について」（昭和39年自消甲教発第６号）第13条で「隊員は、救急業務の実施に際し、傷病者又はその関係者が搬送を拒んだ場合は、これを搬送しないものとする。」と規定されている。そして、この規定に基づいて、各消防本部では、各々独自に規定又はマニュアルを作成している。もっとも、このような規定やマニュアルが存在しているにもかかわらず、現場の救急隊員は、傷病者等からの搬送拒否の意思表示に対して、当惑することが多いと側聞している。

なお、応急処置拒否から搬送拒否につながっていく事例も存在するので、必ずしもこの両者を明確に区別できない場合も存在するが、ここでは、応急処置拒否の場面に焦点を絞って考察する。

応急処置拒否を直接審判の対象にした判例は現在のところ散見されない。そこで、この問題を考えるにあたって、参考になると思われる二つの先例について、まず紹介する。

一つ目の先例は、信仰上の信念に基づいていかなる場合にも輸血を拒否する患者に対して、医師が手術をするにあたって十分な説明をせずに輸血したときに、患者の人格権の侵害を理由とする不法行為責任が成立することを認めた、いわゆる「エホバの証人」信者輸血拒否事件に関する最高裁第三小法廷平成12年２月29日判決（民集54巻２号582頁）である（以下、①判決と呼称する。）。この判決において、手術の際に輸血以外に救命手段がない事態に陥ったときには輸血することにしている方針を採用しているという説明を怠っていた医師の説明義務違反の問題を通して、およそ人の生命は尊重されるべきであり救わなければならないという考え方と確固たる患者の自己決定権が衝突した場合には、後者の方が優越されるという考え方が示された。すなわち、この判決は、信仰上の信念に基づく強固かつ明確な意思表示がなされていることが認められるような場合には、生命の危険が存在する場合であっても、その自己決定を尊重しなければならないと判示したものである。

二つ目の先例は、いわゆる東海大学病院安楽死事件判決として知られている、横浜地裁平成７年３月28日判決（判例時報1530号28頁）の「傍論」と見られる部分（この事件は殺人罪として起訴されたものでいわゆる積極的安楽死にかかわるものであったが、尊厳死についても傍論として触れている。）である（以下、②判決と呼称する。）。ここで示された、無駄な延命治療を打ち切って自然な死を迎えることを望む「尊厳死」が許容されるための要件は、応急処置拒否問題を考える上で参考になるものと思われる。その許容要件とは、第一に、治癒不可能な病気に冒され、回復の見込みもなく死が避けられない末期状態にあることが、複数の医師により反復した診断により認められていること、第二に、治療を中止して自然な死を遂げさせてくれるよう患者本人が医師に申し出ることである。もっとも、第二の要件については、患者の意思を伝えることができないときは、患者の家族による患者の意思の忖度によっても可能だとし、それが可能なためには、家族が、患者の性格・価値観・人生観等について十分に知り、その意思を適確に推定しうる立場にあること、患者の病状・予後等について十分な情報と正確な認識をもっていること、患者の立場に立った真摯な考慮に基づいた意思表示でなければならないことを判決では示している。

この積極的安楽死事件判決は第一審で確定しており、裁判例にすぎないが、含蓄深い判決理由に今後の同種事案に大きな影響を与えるものと法律家に評価されているものである。これら二つの判決で示された考え方を参考にしながら、応急処置拒否事例について検討する。

ところで、既述のように、かつて、救急隊員の活動は、単に搬送するだけの業務であった。それが、昭和53年の消防庁告示「救急隊員の行う応急措置等の基準」によって、傷病者が医師の管理化におかれるまでの間において、その生命が危険であり、又はその症状が悪化されるおそれがある場合に、比較的簡単な処置で複雑な検査や器具の操作を必要とすることなくなし得る応急処置が、救急隊の業務とされることになった。そして、その後、昭和61年の消防法の改正で、同法第２条第９号に明記され、法律上も応急処置が救急隊の正当な業務行為とされることになったのである。さらに、平成３年以降、周知のように前記基準の見直しや救急救命士法の制定に伴い救急業務の高度化が図られてきているのである。しかし、そのような救急隊員の応急処置の能力と内容を理解していない国民が少なからずおり、また、国民の権利意識、特に自己決定権意識が高揚してきたこともあって、応急処置を拒否する搬送患者が現れるようになっているのである。

(2)　具体的事例の検討

【事例１】

生命にかかわるほどの傷病者ではないと判断される意識のはっきりしている搬送対象者から、「自分は救急医療機関まで搬送してもらえればよく、救急隊員による応急処置を受けたくない」と、明確な応急処置拒否の意思表示をされた場合。

このような場合、応急処置を直ちに行わなくても症状がそれほど悪化する見込みがなく生命にかかわるおそれが無いと判断され、かつ、搬送対象者本人の真意に基づいた意思表示であることが明確な場合には、応急処置の実施は見合わせておくべきである。ただし、ＭＣ医と密接な連携をとりながら、応急処置が可能なことを説明し、再度の意思確認をした上で、救急活動記録票に不搬送拒否者氏名欄がある場合には、その欄に、当該傷病者の署名及び救急処置拒否理由について簡明に記入してもらうことが、無用な紛争を防ぐためにも必要である。前記①判決で示されたように、医師でさえ、患者らに病状や治療法等について十分な説明をした上で、患者本人から治療拒否の意思表示をされた場合には、治療措置を強行できないと考えられているのであるから、まして、救急隊員が、応急処置を強行することは、搬送対象者の人格権を損なうことになると考えられるからである。ただし、応急処置を強行したとしても、刑法第223条の強要罪が成立するおそれはないと考えられる。また、救急現場で説得等に時間をかけるよりも、それほど重篤でない傷病者の場合には、ひとまず、医療機関に搬送した方が合理的とも考えられるからである。ただし、搬送途上に、外見上創傷等が無い場合でも頭蓋内損傷等から病状が急変した場合には、事情が変更されたとみなされ、ＭＣ医と密接な連携をとりながら、救急処置を実施することが望まれる。

このような場合には、刑法上は緊急避難行為として正当化されると考えられる。また、事情が変更されたのであるから国家賠償法上も民事（不法行為）上も責任を問われることはないと考えられる。

【事例２】

ＣＰＡ傷病者あるいは重篤な傷病者の家族から医療機関への搬送の依頼があったものの、救急救命士による応急処置の実施を拒否された場合。

この場合については見解が分かれると思われるが、私見の結論は、現時点では、ＣＰＡ傷病者あるいは重篤な傷病者が搬送対象者で、搬送対象傷病者本人あるいはその家族と称する人から応急処置を拒否する意思表示がなされたとしても、いわゆるliving-will（生前発効遺言）の書面を所持していた場合でも、傷病者の観察を正確に行い、ＭＣ医と密接な連携をとりながら一応の説明・説得をした上で、救急救命士は応急処置を実施すべきという考えである。そして、応急処置を実施しながら医療機関に搬送し、搬送先医療機関でその問題を処理してもらうことにすべきであると考える。もちろん、救急活動記録票に、実施した観察結果、説明内容、説得の方法、拒否理由等を正確に、詳細に記載しておくことが必要であり、更に消防本部等に報告しておくことが肝心である。

このような私見の結論に至った理由の第一は、前述のように、わが国には搬送対象傷病者あるいはその家族からの応急処置拒否意思表示事例に関する裁判例は存在しないが、前述のように②判決がその傍論部分で示唆を与えていると考えられる。そして、②判決に対する法律家のとらえ方はおおむね好意的であるが、具体的事案への適用となると、この判決で示された尊厳死の許容要件を厳しく考えるのか、弾力的に考えるかで実際の結論は異なってくるおそれがある。したがって、この判決の射程距離について確定的なことがいえない状況にあると考えられることが挙げられる。また、自己決定権の考え方の適用範囲が近時拡大される傾向にあるが、特に自己決定権について人格的自律権と考える立場から、本来の趣旨を逸脱しているのではないかという慎重論が徐々に芽生え始めていることにも配慮しなければならないことも挙げられる。

理由の第二は、わが国には、アメリカ合衆国のかなりの州で制定されているようなNatural Death Act（自然死法）は存在しておらず、living-willの効力に関しても法律上確定的に認められているわけではないことが挙げられる。

理由の第三は、②判決で指摘されているように、傷病者の意思を尊重するためには、その意思が真意に基づくものであり、現在もその考えを維持していることを確認することが必要であるが、そのためにはかなりの時間と手間を要することになる。また、家族からの要請があったとしても、それが傷病者の意思を忖度したものなのかどうか、あるいは、家族の一致した考えなのかどうか等についても、これを確認するためにはかなりの時間と手間がかかること。さらに、この場合の家族の範囲はいかなるものか明確でないこと等を考慮すると、この確認作業を救急現場で行うことはかなり難しいと思われるからである。

理由の第四は、現場の救急隊員の方の立場を考慮すれば、説得に時間をかけることのストレス、意思を確認するための作業量等から、一応の説明・説得にとどめて、ひとまず医療機関に搬送することの方が負担が少ないのではないかと考えられることである。

理由の第五は、救急行政を預かる消防本部の立場からの考え方を忖度すると、消防法第２条第９号等で定める応急処置を実施しなかったことに対する批判・賠償責任と、搬送対象傷病者等の意思を損なって応急手当を実施した場合の批判・慰謝料を比較考慮した場合に、前者に対するものの方が、厳しいと考えるからである。およそ、以上のような理由で上記結論に至った。ただ、これは、あくまで私見にとどまる。

(3) 小括

おそらく近い将来、終末期医療のあり方等の議論が深化してくるにつれて、尊厳死をめぐる問題が真剣に検討されるようになると思われる。自然死法が制定され、尊厳死が、法的に明文上で認められるような社会になっていく可能性もある。そして、その過程で、意思確認手続が整備され、明確化してくるものと考えられる。しかし、現時点では、まだそこまでは至っていない。もっとも、尊厳死が仮に法的に認められる社会になったとしても、救急現場における対応マニュアルを策定し、具体的に実施することは、救急業務という様々な制約を受ける厳しい環境のもとでは、やはりかなり困難なことと思われる。

少なくとも、現在の応急処置拒否時の対応としては、搬送対象傷病者の観察をしっかり行い、ＭＣ医と密接な連携をとりながら、傷病者やその家族らに的確に説明・説得をした上で、ＣＰＡ傷病者等重篤な状態の場合には、応急処置を実施しながら医療機関に搬送することが、救急隊員のとるべき措置と考える。仮に、生命にかかわるおそれがないと認められる場合には、拒否された応急処置以外の処置を実施しながら、医療機関に搬送すべきと思われる。そして、それらの状況について、救急活動記録票に客観的かつ詳細に記載しておくことが、基本的な対応姿勢と考えられる。

2　応急処置の範囲をめぐる法律問題

救急隊員が行う応急処置等については、「救急隊員の行う応急処置等の基準」（昭和53年消防庁告示第２号）第３、第４、第５、第６条等により規定されている。また、救急救命士に関しては救急救命士法第43、第44条及び救急救命士法施行規則第21条等により規定されている。このように救急隊員の応急処置の範囲について厳格な規定が置かれているのは、医師の診療行為の前に医療機関外で医師の直接指導・指示を受けることなく傷病者に対する応急手当を救急隊員が行っているからである。わが国では、救急救命士は、ミニ・ドクターでもなく、アメリカ合衆国のパラメディックほどに応急処置の範囲が広くないのである。したがって、上記の規定の範囲外の応急処置を行った場合に、その行為は違法とされ、場合によっては刑事罰に処せられることもある。しかし、救急隊員あるいは救急救命士が、重篤な傷病者に遭遇して、上記の規定の範囲外の応急処置をすれば救命処置が可能なはずであるという確信を抱き、もどかしさを感じる姿を容易に想像することができる。例えば、四肢が挟まれた状態の傷病者についてクラッシュ症候群の発生が予測されるような場合で、臨場医師がいないような場合に、輸液の処置ができないのかというケースが挙げられる。救急救命士法等では心肺停止状態でない傷病者に輸液等の処置をすることはできないとされている。そもそも、クラッシュ症候群の発生が予測されるか否かの判断は、診断行為とされ、医師以外の者はそれだけの判断能力がないとみなされているので、医師の指示・指導が得られないような場合には、現行法令の下で、救急隊員等の能力で判断でき、実施することが許されている処置を行うことになる。別の例として、救急救命士が非番の日に外出中、偶然救急隊が傷病者を救護しているところに遭遇し、その救急隊には救急救命士が同乗していなかったので、非番の救急救命士が救急救命士のみに許されている応急処置をすることができるかというケースを挙げることができる。この救急救命士の行為は、例えこの救急救命士の所属する消防本部の救急隊に対する援助行為であったとしても、適法な公務とはいい難い。あくまでボランティアとしての行為である。ただし、救急隊から援助の要請があり、ＭＣ医の指示のもとに実施するものであれば、緊急性も認められ、救急救命士の行為としては必ずしも違法なものとはいえない。このように、救急救命士の応急処置内容はかなり限定されているのである。そして、救急救命士が法令から逸脱した応急処置を行ったとしても、緊急性が認められて不問に付されることの可能性は否定できないが、それを期待して安易に逸脱行為をすべきとは思われない。

さらに、救急救命士の活動場所は、医療機関に搬送されるまでに限定されており、勤務先も医療機関と消防機関に限定されている。それゆえ、現在では、消防機関以外でも、大学や専門学校において救急救命士の養成を行っているが、救急救命士法等の規定により、消防機関か医療機関に勤務しない限りは救急救命士としての活動をすることはできない。そのため、救急救命士資格者の約３分の１が、救急救命士としての活躍の場がないままに、他の業務に専念しているのが実情であり、救急需要の状況を考えると、人材の有効活用ができていないということがいえる。さらに、消防機関に勤務している救急救命士も退職後は、その資格を生かした活躍の場がないのが実情である。救急救命士法という名称が付けられているが、実質は救急救命士救急隊員法なのである。したがって、人材の有効活用、更には救急需要対策の上でも救急救命士の活躍の場を広げる必要があり、そのために、現行救急救命士法を改正して、活動範囲を広げるべきであると考える。

第9章

救急活動妨害事例をめぐる法律問題

1　公務執行妨害罪及び業務妨害罪に関する基礎知識

救急隊員の多くは、日常の救急活動の中で、搬送対象傷病者から暴行を受けたり、傷病者の周りにいる人たちに搬送行為を妨害されたりして、円滑な救急業務が行えなかった体験をもっていると側聞している。2003年に横浜で開催された第11回全国救急隊員シンポジウム及び2004年に札幌で開催された第12回全国救急隊員シンポジウムにおいても、この種の問題が取り上げられ、救急現場における深刻な悩みが浮き彫りにされていた。マスコミにもほとんど取り上げられる機会のない問題であるが、迅速な搬送を行わなければならない救急現場において、比較的頻繁に発生する問題で、その処理に救急隊員が当惑している事案の一つである。そこで、こうした救急活動妨害事例に関する刑事法の側面から検討する。

この種の妨害事案は、刑法上、第95条第１項の公務執行妨害罪と、第233条の業務妨害罪、第234条の威力業務妨害罪に該当する可能性がある。そこで、まず、これらの犯罪類型の内容及び成立要件と各刑罰法規の相互関係について考察する。

(1)　公務執行妨害罪

各消防本部に所属する救急隊員は地方公務員である。その公務員が救急活動という公務を執務中に、その行為を妨害された場合には、当然、刑法第95条第１項に「公務員が職務を遂行するに当たり、これに対して暴行又は脅迫を加えた者は、３年以下の懲役若しくは禁錮又は50万円以下の罰金に処する。」と規定されている公務執行妨害罪に該当することが考えられる。この条文に規定されている「公務員」とは、刑法第７条第１項で、「国又は地方公共団体の職員…」とされ、国家又は公共団体の機関として事務を処理する者一般をいう。したがって、救急隊員はこれに該当する。その救急隊員が救急業務という職務を遂行している場合に公務執行妨害罪の保護の対象となる。ところで、刑法第95条第１項の文言上には何の限定も加えられていないが、通説・判例は、職務を適法なものに限ると解し、公務員の違法な活動に対する抵抗行為は本罪に当たらないとしている。一般に、公務が適法といえるためには、①その職務執行が当該公務員の一般的・抽象的職務権限に属していることが必要とされ、さらに、②当該公務員が当該職務を行う具体的職務権限を有していることを要するとされている。さらに、③当該職務の執行が公務としての有効要件である法律上の手続・方式の重要部分を履践していることが必要とされている。通常の救急業務行為に関して当てはめてみると、救急隊員は、各消防本部から救急活動を業務内容とする辞令を受けており、出動要請に対して救急業務を執行するという権限のもとに、各消防本部の定めるマニュアルに従って救急業務を遂行しているので、その範囲内で救急活動を行っている限り、公務執行妨害罪の保護の対象になっているといい得る。さらに、公務執行妨害罪における妨害行為は、職務の執行に際しての「暴行又は脅迫」行為とされている。公務執行妨害罪の実行行為である暴行とは、公務員に向けられた何らかの有形力［物理力］の行使であれば足り、必ずしも直接に公務員の身体に向けられる必要はないとされている。したがって、直接身体に対する有形力の行使でなければならないとする暴行罪における暴行よりも、広い概念とされている。例えば、救急隊員が救急活動を行っているそばに空き瓶を投げつけられ、救急活動を行うことをひるんでしまう場合にも、直接公務員の身体に当たっていなくても、本罪は成立する。また、脅迫も、脅迫罪における脅迫よりも広く、およそ人を畏怖させるに足る害悪の告知であれば該当するとされている。そして、公務執行妨害罪における暴行・脅迫は、職務の執行を妨害するに足りる程度のものであればよく、これによって職務の執行の妨害の結果が現実に発生することを必要とするものではないとされている。このように、適法な職務行為に影響が生じるような行為を罰することにより、円滑な公務がなされるように構成されているのが、公務執行妨害罪である。

⑵　業務妨害罪

しかし、公務であったとしても、民間の業務と実質的に変わらないものも存在する。救急業務も、現在では、いわゆる民間救急とよばれる患者等搬送業者による搬送業務も行われている。あるいは、病院自体が救急車を所有し、患者搬送を行うこともある。すなわち、各消防本部による救急搬送業務は、たまたま公務員が行っているだけで、同様な行為は民間でも行っており、両者は区別して考える必然性もないようにも思われる。仮に、このような民間救急の搬送活動に対して妨害行為が生じた場合には、刑法上、業務妨害罪が成立する可能性がある。そこで、次に、業務妨害罪の成立要件について考察する。

刑法第233条業務妨害罪、第234条威力業務妨害罪における「業務」とは、職業その他の社会生活上の地位に基づき継続して行う事務又は事業のことをいう。したがって、公務だからといって、この業務の定義に当てはまり、また民間の業務と変わらないもの、あるいは、民間類似の公務であるが民間とは異なる意義を有する公務（例えば、会社の株主総会に対する地方自治体の議会のように）に関しては、公務であるからといって業務妨害罪等の対象にならないとは簡単にいい切れない。この公務と業務の関係については、後述する。次に、妨害の手段・態様についてであるが、虚偽の風説の流布、偽計、威力とされている。このうち「威力」とは、人の自由意思を制圧するに足る勢力の使用をいう。したがって、威力には、公務執行妨害罪における暴行・脅迫に限らず、怒号・騒音や悪臭・煙なども含まれる。また、威力は被害者に対して行使される場合だけでなく、店舗の周りに集団でたむろして客の入店を妨げるなど、被害者以外の者に行使される場合も含まれる。そして、妨害の危険を生じれば足り、具体的な損害額などが明確になされなくとも、外形的妨害があり、業務遂行に多少とも支障をきたせば、業務妨害罪は成立するとされている。

(3) 公務と業務

公務員の職務行為（公務）の妨害については公務執行妨害罪に該当する可能性があるが、上述のように、公務執行妨害罪は威力より狭い暴行・脅迫を手段とするものに限られる。そこで、公務を偽計や威力を用いて妨害した場合に、公務執行妨害罪には当たらないことから、業務妨害罪が成立するかどうかが問われることになる。現在の判例は、公務のうち、「強制力を行使する権力的公務」については公務執行妨害罪のみが適用されるが、それ以外の公務については、公務執行妨害罪と威力業務妨害罪の適用があるとしている（県議会の委員会における条例の採決等を威力により妨害した事案に関する最決昭62.3.12刑集41・2・140）。この「強制力を行使する権力的公務」かどうかという基準は、偽計威力妨害罪についても用いられている（公職選挙法上の選挙長の立候補届出受理義務を偽計等で妨害した事案に関する最決平12.2.17刑集54・2・38）。学説は分かれているが、近時有力な限定的積極説といわれる考え方は、判例とほぼ同じ考え方をとるものである。すなわち、公務であるからといって業務妨害罪における業務の概念に一致し、民間の業務と基本的に変わらないものがあることから、権力的な公務であるか否かで公務を区別し、強制力を伴う権力的な公務については、公務執行妨害罪のみが適用されるが、それ以外の公務については業務妨害罪も成立し得るという立場である。そして、この場合に、公務執行妨害罪と威力業務妨害罪の罪数関係は、観念的競合又は法条競合の関係に立つとされている。また、偽計を用いた妨害行為については、強制力といえども偽計に対しては無力であることから、いずれの公務に対しても偽計業務妨害罪が適用されると考えている。ただし、公務執行妨害罪の保護が否定される程度の違法性を備えた公務については、業務妨害罪の保護対象からは除外されることになる。

2　具体的事例の検討

【事例1】
消防署に虚偽の通報をし、救急車を出動させた。

救急隊員による傷病者搬送等の救急業務は、公的サービスの性質をもった公務ととらえられる。そして、虚偽通報により出動することにより、通常の救急業務に支障をきたすおそれが十分に認められる。しかし、強制力を伴う権力的公務を暴行又は脅迫により妨害されたわけではないので、虚偽通報の行為は公務執行妨害罪には当たらない。上述のように公務と業務の関係をとらえるとすると、この場合、非権力的公務を偽計という手段で妨害しているので、偽計業務妨害罪に該当することになる。したがって、消防本部あるいは妨害行為に実際あった消防署は、虚偽通報者（特定できない場合には氏名不詳のまま）を偽計業務妨害罪で捜査機関（所轄警察等）に告訴することができる。告訴というのは、犯罪の被害者その他一定の者が捜査機関に犯罪事実を申告し、その訴追を求める意思表示のことをいう（刑事訴訟法第230ないし第234条）。単なる捜査機関への犯罪事実の申告にとどまる被害届や、告訴権者及び犯人以外の第三者が捜査機関に対して犯罪事実を申告し、その訴追を求める意思表示である告発とは、似て非なるものである。

なお、刑法第172条には虚偽告訴の罪が規定されており、告訴の濫用を予防している。妨害事例の場合には、直接の被害者である救急隊員自らが告訴することが可能であるが、告訴をすることにより生ずる救急隊員個人に対する種々の負担を考慮すると、所属消防署長が告発した方が組織全体で対応するという考え方にも合致し、良いように思われる。

【事例２】

繁華街で通行人が頭から血を流して倒れているという通報があり、救急隊が駆けつけたところ、通報どおり道端に血を流して倒れている男の人がいたので、止血等の応急処置をしたうえで、ストレッチャーに乗せ搬送しようとした。しかし、応急処置は素直に受けていたものの、当該傷病者から搬送を拒否された。そこで、救急隊員がＭＣ医に指示を仰いだところ、傷の程度から病院搬送が必要との指示を受けたので、説得して搬送しようとしたが、暴れだし、搬送することが不可能になった。

このような、繁華街における傷害事案においては、犯罪に起因するものも多く、その場合、何らかの事情で警察沙汰になることをおそれ、できる限り公にならないように済まそうとするケースもみられる。しかし、救急隊員としては、通報を受け現に病院搬送すべき傷病者が存在している場合には、当然、応急処置をした上で病院搬送することが、遂行すべき業務内容となる。したがって、何とか搬送すべく尽力することは当然のことである。第７章で検討した搬送拒否が傷病者等の意思表示にとどまる事例と異なり、この事例の場合には、傷病者が暴れることにより物理的に搬送業務が妨げられている。傷病者が暴れているために搬送行為等の救急業務行為の遂行が現に妨げられている場合には、直接救急隊員に危害が及んでいない場合でも、公務執行妨害罪に該当する可能性がある。ここで問題となるのは、搬送業務が妨げとなった傷病者の行為が、公務執行妨害罪における暴行・脅迫の程度に至らない場合である。例えば、「もし強引に病院搬送しようとするなら危害を加えるぞ」というような、言動を繰り返しているような場合である。上述のとおり、この種の事案について先例となる判例あるいは裁判例は存在しない。しかし、先例に該当するものが存在しないだけであって、刑法理論のうえではこの行為が威力業務妨害罪における「威力」に該当する可能性も十分考えられる。したがって、この種の事案の場合には、当該傷病者の行為が威力業務妨害罪に該当するおそれのある旨を、暴れている傷病者に告知・警告することがまず必要である。また、警察官の出動を要請して、説得を求めるなど救急活動の円滑な運用に協力を求めることも必要な措置といい得る。繁華街における救急搬送事例においては、往々にして傷病者や野次馬などとトラブルが生じる可能性があることから、ＰＡ連携を活用して、ポンプ隊の応援出動を要請することも必要と思われる。しかし、説得に応じず、どうしても暴れて搬送を拒否している場合に、強引に搬送することは、かえって救急隊員に危害が加えられるおそれもある。したがって、そのような場合には、威力業務妨害罪該当事例として、搬送を行わずに帰署しても、法的には問題ないと考えられる。もっとも、その場合には、傷病の程度の確認と容態変化の場合の対応の説明、消防本部への確認、臨場警察官への確認等を行った上で、活動記録票に正確に記載しておくことが必須である。

【事例３】

事例２において、搬送対象傷病者からの暴行によって、救急隊員が顔面に全治２週間程度の傷害を負った場合。あるいは、野次馬からの暴行によって同様な傷害を負った場合。

傷病者も野次馬も、救急業務活動中の救急隊員であることを認識しながら、暴行を加え、その結果、救急業務という公的サービスを妨害したばかりでなく、全治２週間程度の傷害を負わせたのであるから、典型的な公務執行妨害罪事例として、刑事責任が追及されることになる。さらに、救急隊員に全治２週間程度の傷害を負わせているので、公務執行妨害罪とは別に、傷害罪（刑法第204条）が成立することになる。そして、この二つの犯罪の関係は、１個の暴行という行為によって二つの刑罰法規に触れているので、刑法上は観念的競合（刑法第54条第１項前段）という科刑上一罪として処理されることになる。このような場合には救急隊員自身が負傷しているので、これまでの事例以上に搬送することが困難な状況であることが考えられる。警察官の出動を要請する、ＰＡ連携を活用する、他の救急隊の出動を要請するなどの処置を行い、警察官が現場に到着後、事情説明をした上で、搬送を行わなかったとしても、上述の事後処理を行っていれば、物理的に救急業務行為が妨害されたことを理由に法的には問題ないと思われる。

民事上も、不法行為（民法第709条）に基づく損害賠償請求を加害行為をした傷病者あるいは野次馬に求めることができるのは当然である。後遺症が生じた場合や示談等の手続上の問題、あるいは、地方公務員災害補償法に基づく補償等については、別の機会に論じる。

このような事例の場合に、傷病者や野次馬が、酒気を帯びて行為に及ぶ場合が往々にして見られる。確かに、酒気帯び程度の場合には、通常より気が大きくなって大胆な行動に移る傾向が見られるものの、アルコールを飲んでいない正常の状態と法的判断能力にそれほど違いが生じているとは考えられない。せいぜい、量刑や損害賠償額の算定に当たって考慮される程度にすぎない。したがって、刑事責任や民事責任の成否を検討する際に、特別にそのことを考慮することはほとんどない。しかし、多量に飲酒し酩酊状態にあるような場合には、限定責任能力者として、刑事責任や民事責任が軽減される場合もあり得る。また、完全に酩酊していて無意識で行っていたとすると、刑事上は責任能力が認められないので、その行為に対する刑事責任は問えないこともあり得る。また、民事上も心神喪失状態にあるとされ、賠償責任がないことになる（民法第713条）。しかし、このようにみなされるのは極めて稀なケースであるので、一般には、相当酩酊していたとしても、せいぜい責任が軽減される程度に過ぎない。

【事例４】

経営不振に伴う貸金問題を労使で交渉中に、社長の具合が悪くなり、社長自ら携帯電話で119番通報し救急隊の出動を要請した。しかし、社員たちは、「社長は逃げるのか」と口々に叫び、救急隊員が労使交渉をしている部屋にさえ入るのを拒み続けた。救急隊員は、社員らに中に入れてくれるように交渉したが聞き入れられず、社長の容態すら確認できずにいた。やむを得ず、社長の携帯電話に連絡を入れ、容態確認と病院搬送の希望を尋ねたところ、「普段から高血圧気味で、とても気分が悪くなっているので、病院に搬送してほしい」という返答があった。

この事例は、傷病者本人が搬送を希望しているにもかかわらず、救急隊員の搬送が妨害されているものである。このケースでは、暴行などの物理力が行使されているわけではない。したがって、公務執行妨害罪の成立する可能性は考えられない。かつて判例は、スクラムを組んで警察官の職務執行に対抗した行為について、威力業務妨害罪には当たらないとした。その理由は、警察官は強制力を行使して公務を執行する場合に暴行に至らない程度の威力の行使は比較的容易にこれを排除できるからというものであった（最高裁大法廷判決昭和26年7月18日刑集5巻8号1491頁）。他方、公務でありながら、その実質は民間で行われている業務とほとんど変わらない非権力的なものに関しては、既述のように、威力業務妨害罪による保護が与えられるべきであると判例及び有力な学説は考えている。したがって、本事例のように、救急隊員が労使交渉中の部屋に入るのを妨害する行為が、被害者の自由意思を制圧するに足りる勢力を意味するとされる「威力」に該当するかが問われることになる。社員たちがピケットを張って救急隊員の救護・搬送活動を事実上妨害している場合には、積極的な物理力を救急隊員に行使しておらず、立ちはだかることによって入れさせないという不作為の行為にとどまっている。しかし、不作為という消極的な行為ではあるが、積極的な物理力を行使した場合と同等な価値の結果を引き出しているという意味で、「威力」に該当するものと考えられる。したがって、救急隊員は、社員たちに、威力業務妨害罪に該当する行為を行っていることを告知・警告した上で、交渉が行われている部屋に正当業務行為として入ることができると思われる。ただ、事実上、このような行為に出ることは相当困難であると想像されるので、所属消防署を通して所轄警察署に連絡をとるなどの方法で警察官の出動を要請し、警察官の協力を得ながら救護・搬送活動をすることになると思われる。もちろん、救急隊としては、あえて救急搬送活動を妨げている人たちに、犯罪になるような行為を誘引してまで業務を遂行すべきとまでは考えられない。警察との連携が必須と思われる。しかし、突然警察に出動要請しても、警察と協同でスムーズに救急活動が遂行されるとは考えられない。本事案のようなケースについて、迅速な救急業務が確保されるためには、日ごろからの警察本部と消防本部、あるいは所轄警察署との協力関係の構築が必須と思われる。

なお、当然のことながら、本事案のように、傷病者本人からの救急要請が継続してなされる以上、どのような妨害行為が存在しようとも、救急隊が救護活動をあきらめ放棄して帰署することは許されない。

以上、具体的な事例について代表的と思われる諸類型について検討した。各類型について、どのような刑罰法規に該当するのかを明らかにしたが、これは、いわば形式的な法律論にすぎない。実際に臨場救急隊員が救急活動を実施するためには、さらに、消防本部内での指揮隊やポンプ隊との連携、警察との連携について協議し、事前のマニュアル等を作成しておくことが必要と思われる。

第10章

気管挿管及び薬剤投与をめぐる法律問題

1　救急救命士の気管挿管中の事故について

(1)　救急救命士の気管挿管の実施

周知のように、救急救命士による除細動については医師の個別の指示なしに実施することが平成15年４月から可能になった（救急救命士法施行規則第21条第１項は削除）。さらに、気管挿管に関しても、全身麻酔の患者を対象とした気管挿管30例以上の病院実習をしていること等の一定の条件を充たした救急救命士は、医師の具体的な指示のもとに、平成16年７月から実施できることになった。そこで、各消防本部は、実習可能な医療機関と協定書を取り交わし、救急救命士の資格を有する救急隊員を派遣して気管挿管実習を行っており、現に気管挿管を実施できる救急救命士が全国で続々誕生している。そして、既に気管挿管を実施した例も報告されている。このように、救急業務高度化に伴う病院前救護体制に関する動きは最近急展開を見せている。救急救命士もようやく医療人として名実ともに認知されるようになり、プレホスピタル・ケアは新しい段階に入ってきたといい得る。しかし、訓練や業務は高度化していくのに対し、それに関する法的問題の検討や整備は十分に行われているとはいい得ない状況にある。そこで、救急救命士の医療機関における気管挿管実習中に発生した事故及び救急活動中の気管挿管事故について考察する。

(2)　救急救命士の気管挿管病院実習

現在、救急救命士の気管挿管実習を消防本部との協定に基づいて受け入れている医療機関は、厚生労働省医政局指導課から発せられた「病院（手術室）実習ガイドライン」という通知に基づいて基本的には病院実習を実施している。しかし、通常、麻酔科医が行っている場合に生じている気管挿管に伴う歯の損傷事故などが、実習生である救急救命士が指導医（麻酔科医）の指導の下に実施している場合にも同様に起こり得るし、現に発生している。しかし、このような場合に、この事故に関係する、実習生（救急救命士）、指導医（麻酔科医）、実習実施医療機関、派遣消防本部（地方公共団体）の各々の法律上の責任はどのようになるのか、第４章で述べたように、これまで十分に検討されていなかった。もちろん、先例となる裁判例はいまだ存在していない。まず民事責任から考察する。通常の民事の医療過誤訴訟において、医療機関が国公立であったとしても、医師らの医療行為は公権力の行使とはみなされず、国家賠償法は適用されることはなく、不法行為責任あるいは債務不履行責任という民法上の責任が追及されている（判例、通説）。しかし、救急救命士の病院実習の場合には、実習生の法的地位に関して考慮する必要がある。なぜなら、実習生は当該医療機関の指導医の指示・監督のもとに診療の補助行為を行っているという地位のほかに、実習自体は、所属消防本部（地方公共団体）の命令で、協定医療機関に派遣され、所定の公務員の研修という公務の範囲内で実施されており、あくまでも公務員としての地位が存在しているからである。このことを、実習委託先医療機関と消防本部との協定書の中に明記している例も見受けられる。また、「消防職員賠償責任保険」において、気管挿管に関する病院実習に起因する事故については、この保険による賠償責任の対象とされている。したがって、実習生については、その職務の範囲内で行われている行為である以上、実習生の個人責任が問われることはなく、所属消防本部の属する地方公共団体に対する国家賠償法上の責任が発生すると解釈することも可能に思われる。このような解釈は、被害を受けた患者の救済と、実習生の保護という観点からすると優れた考え方といい得る。しかし、そもそも、実習生の気管挿管行為を公権力の行使ととらえることには無理があるように考えられる。例えば、気管挿管中に患者の前歯を折ってしまったような場合には、通常の医療過誤訴訟同様、実習生及び指導医について、民事上の不法行為責任あるいは債務不履行責任が発生し、当該医療機関及び派遣消防本部に対しては使用者責任等が発生すると解するのが判例等の流れに沿った考え方であると思われる。もちろん、過失の有無の認定に当たっては、指導医らが患者に対して行ったインフォームドコンセントの内容及び方法、承諾書の内容、手技が医療水準にかなっていたか否か、実習生と指導医の責任の分配等が考慮されることになる。例えば、実習生の指が患者の前歯に触れて、歯が折れてしまったような場合には、患者の歯の状態を指導医あるいは実習生が認識していたか否か、前歯を折ってしまったということから、手技についての指導が十分なされていたかどうか等が考慮されることになる。また、本来、通常の医療の場合には麻酔科医が実施している行為を、実習ということで救急救命士が行うことになるのであるから、この点についての理解を得るための十分な説明が、だれにより、いつなされていて、患者やその家族の方がそれを正確に理解して同意しているのかどうか、というインフォームドコンセントの問題が最も大きな争点になってくるものと考えられる。このインフォームドコンセントの問題については、消防本部も医療機関との間で十分に話し合い、確認しておくことが肝心である。

なお、前記「消防職員賠償責任保険」では、事故にかかる弁護士費用等の訴訟費用等も保険の対象になっており、医療従事者や医療機関が加入している賠償保険との適用の競合の問題も存在する。今後、保険会社と話し合っておくことが必要と思われる。

さらに、例えば、患者の歯を損傷した場合の治療費の負担等については別に考えなければならない問題である。もっとも、この点は、消防本部・医療機関間の協定書に盛り込まれている例もあるようである。

他方、刑事責任についても、監督過失、過失の共同正犯、実習生と指導医の間に信頼の原則は適用されるかといった刑法上の難題が山積しているが、第４章で既述のように、刑事責任が問われることは極めて稀有のことと考えられるので、ここではあえて考えおく必要はないと思う。

このように、救急救命士の医療機関における気管挿管実習については、関係者の法的責任の問題を協定書等でも明確にしないままに実習が始められており、早急に、関係者間で、インフォームドコンセントの内容・方法、承諾書の内容、手技の確認、損害保険の適用の有無等について検討する必要があるように思われる。

(3) 救急活動中の救急救命士による搬送傷病者に対する気管挿管にかかる事故

まず、搬送対象傷病者に対して、気管挿管の実施が許されている救急救命士が、ＭＣ医の指示、指導・助言を受けて気管挿管を実施した結果、傷病者の前歯を折った、声帯を傷つけたというような事故が発生した場合についての関係者の民事責任について考察する。このような場合には、救急救命士に重過失が認められない限り、救急救命士の個別責任が問われることはほとんどなく、国家賠償法に基づく損害賠償請求が所属地方自治体に対してなされることになる。また、このような事例に対しては、救急救命士賠償責任保険の適用がある。

次に、傷病者が気管挿管適応症例であることを適切に観察しているにもかかわらず、気管挿管術に自信がなく、躊躇してしまってＭＣ医に指示も仰がずに放っておいたために、傷病者が死亡したケースについて考察する。このような場合に、救急救命士は、その不作為の行為に対して、故意又は重過失が認められるケースであって、当該不作為と死亡との間に因果関係があると認められると、個人として民事上の不法行為責任を負う可能性がある。さらに、消防本部（地方自治体）は、使用者責任を負う可能性がある。あるいは、ＭＣ医の指示、指導・助言を求めることなしに気管挿管を救急救命士が実施した結果、傷病者に新たな損傷を与えた場合には、よほどの緊急性が認められない限りは、個人として民事上の不法行為責任を負うことになる可能性がある（もちろん、これとは別に職務上の懲戒処分の可能性もある）。

今後、救急業務の内容が高度化し、処置範囲が拡大してきていることを国民が認識するようになるにつれ、救急隊員による応急処置への国民の期待が高まってくることが予想される。そのような期待感から、救急隊員による観察の見落としや手技に自信がもてないなどの理由で応急処置が可能であったにもかかわらず不作為に終わった場合には、それに対する不満が生じてくることも考えられる。このような今までとは違ったタイプの不満や訴えが出てくることも救急業務に携わる者は十分認識しておく必要がある。気管挿管実施適応傷病者に気管挿管資格取得救急救命士が遭遇する機会は、これまでの実施状況から推測すると、１年半か２年に１回程度である（もちろん、救急救命士によっては、頻繁に遭遇する者と全く遭遇しない者がいる。）。仮に、気管挿管実習から３年後に初めて遭遇した場合に、手技的な観点から実施できる自信あるいは能力のある救急救命士が何人いるであろうか。そのような場合に、必ず気管挿管を実施しなければならないという義務は存在しないものと考える。手技に自信等がない場合には、むしろ、バッグマスクによる人工呼吸で搬送すべきものと考える。すなわち、気管挿管実施資格を得たとしても、かえって搬送対象傷病者を重篤な状態に陥らせてしまう危険性があった場合には、的確な判断のもとに、「しない」勇気をもって、他の適切な応急処置の実施に速やかに切り替えて搬送すべきものと考える。もちろん、実施しなかったことに対する傷病者あるいはその家族からのクレームあるいは損害賠償請求がなされる可能性も否定できないが、その対応策は別個に考えることにして、「しない」勇気・決断も大切である。なぜなら、無理に実施したために不幸な結果を招いた場合に生じる責任に比べれてみれば、その勇気・決断の重要性は容易に想像できるからである。

救急業務が急速に高度化し、救急救命士の処置範囲が拡大していく一方で、あまりの進展の速さに、実習中や救急業務中の危機管理が、どの消防本部でも日常の救急需要があまりに多いためにその対応に追われ、十分に検討され整備されていないというのが現状のようである。業務中に限らず、その手技を取得していく実習の過程でも、紛争、事故・過誤は発生する。さらに、積極的な作為行為によって生じた結果に対してだけではなく、応急処置が可能にもかかわらず何らかの理由で何もなされなかったために生じた結果に対しても、紛争が発生する可能性があるという厳しい状況にあることを、各消防本部及び救急隊員の方は認識しておく必要がある。ただし、あまりに厳格に考えると、実習を受け入れていただける医療機関が減る可能性もある。しかし、スムーズな問題解決のためには、派遣先医療機関との間で十分に話し合い、予想される事態を想定して、その内容及び対応方法を明記した協定を結んでおくことが、まず大切なことと考える。また、資格取得救急隊員に対する再教育のあり方についても、上述の課題を踏まえて、時間、内容、方法、ポイント制などについて各消防本部の状況に応じて再考する必要があるように思われる。

2　薬剤投与病院実習をめぐる法律問題

(1)　救急救命士による薬剤投与に関する法律上の検討課題

救急救命士の薬剤（エピネフリン）投与の実施に係る通知（「救急救命士の薬剤（エピネフリン）投与の実施について」（消防救第69号消防庁救急救助課長通知）、「救急救命士の薬剤投与の実施に係るメディカルコントロール体制の充実強化について」（消防救第70号・医政指発第0310003号消防庁救急救助課長・厚生労働省医政局指導課長通知）、「救急救命士の資格を有する救急隊員に対して行う就業前教育の実施要領の一部改正について」（消防救第71号消防庁救急救助課長通知））が、平成17年３月17日に発せられ、平成18年４月１日実施に向けた救急救命士による薬剤（エピネフリン）に関する講習及び病院実習等の詳細が提示された。それによると、薬剤投与を実施するための追加講習170時限以上、医療機関実習50時限以上が必要とされており、救急業務の高度化のためとはいえ、薬剤投与実施のための各消防本部及び救急隊員の方々の負担が相当なものになっていることは周知の通りである。現在、これらの通知に伴い、各消防本部においては、薬剤投与病院実習を始めている。筆者も、救急振興財団のELSTAと呼ばれている東京研修所と九州研修所及び東京消防庁消防学校において追加講習等のお手伝いをさせていただいている。しかし、これらの通知には、法的な視点からすると不明確な点も散見されるので、以下考察する（なお、平成18年４月から、エピネフリンという表示から、アドレナリンという表示に変わることになった。）。

平成18年４月１日以降、薬剤投与に関する所定の講習及び実習を修了した救急救命士は、オンライン・ＭＣ体制の下で、医師の具体的指示を受けることにより、心臓機能停止の状態にある搬送対象者に対して、診療の補助行為として、薬剤投与を実施することができることになった。しかし、何らかの事情から誤投与あるいは手技の誤り等が生じる可能性も否定できない。その場合の関係者の法律関係及び民事責任、刑事責任を明確にしておくことがまず必要と思われる。ただし、このオンライン・ＭＣ体制下における救急業務従事者相互の法律関係と関係者の法的責任については、第３章で考察した。したがって、薬剤投与に伴う感染症の問題を別にすれば、基本的には、これまで論じてきたところと同じであるので、ここでは省略する（薬剤投与に伴う感染症の問題については、別の機会に考察したい）。また、病院実習に関する実習先医療機関と派遣消防本部間の協定書及び実習中の事故発生に伴う関係者の法的責任についても、気管挿管に関する病院実習を考えた際に説明した内容と基本的には異ならないため、これに関しても省略する。いずれにしても、ここまでの検討課題は、薬剤投与に限らず、特定行為といわれるものをはじめとして、一般の救急隊の活動においても同様に生じうる問題であり、これまで論じられてきたところであった。

しかし、薬剤投与に関しては、病院実習中の薬剤投与の際に必要とされるインフォームドコンセントという新たな問題が存在する。すなわち、前述の厚生労働省医政局指導課長通知に添付されている「救急救命士による特定行為の再検討に関する研究班」の「病院内での薬剤投与実習ガイドライン」において、「(7)インフォームドコンセントの取り方」の中で、「心臓機能停止患者に対してインフォームドコンセントを得ることは困難であると考えられるが、インフォームドコンセント取得の概念やその重要性については十分に配慮するように努めること」と記載されている点である。薬剤投与の対象者は心臓機能停止の傷病者とされているので、そういう事態に陥った傷病者にインフォームドコンセントを実施することは難しく、また、家族の方にインフォームドコンセントを実施する時間的余裕がない場合がほとんどであると考えられる。その上、医師ではない実習生である救急救命士が実施するためには患者側の同意が特に必要となるのではないかと考えられるからである。医師が実施するのであれば、通常の医療行為の一環として、医師に与えられている裁量権の中で、薬剤を投与することは、患者側の同意が得られていなかったとしても正当化される。問題は、実習中の救急救命士が医師の直接指導を受ける状況であるにせよ、実施できるか否かである。側聞するところ、気管挿管に関する病院実習において、救急救命士が実習として気管挿管行為を実施することについて、それを求められた患者のうち2割程度に断られているそうである。したがって、薬剤投与に関しても、仮に救急救命士の実習として実施することの同意を求めることが可能だとしても、対象患者のすべてが、救急救命士の実習に同意するものと推測することはできない。しかし、であるからといって、実習を止めて、他の代替措置を検討することは不可能と思われる。また、今さら中止するわけにもいかない。そこで、こうした状況の中でどう糸口を見つけていけばよいのか考えてみる（なお、薬剤投与に関する病院実習の中で、「点滴ラインの準備と末梢静脈路の確保」に関しては、心臓機能停止患者以外の患者も対象とされているので、インフォームドコンセントが得られないから実習の実施が不可能ではないかという状況は生じてこないものと考えられる。)。

(2)　医療行為が正当化される理由を改めて考える

例えば、外科医が開腹手術を実施しても傷害罪に問われないのはなぜか？あるいは、産婦人科医が女性を裸にしても強制わいせつ罪に問われないのはなぜか？一見すると当たり前に見えるこれらの行為を参考にして、医療行為が正当化される理由を考える。正当化理由の第一は、医師の手によっていることである。かつては、この理由だけで正当化されると考えられていた。しかし、医師がする行為は何でも許されるわけでないことは、時折マスコミで報道される医師による信じられない行為を思い浮かべると、現在では、これ以外の正当化理由が必要なことが理解できる。そこで、正当化理由の第二は、治療目的があることが挙げられる。したがって、治療目的が備わっていなければ、冒頭の行為も正当化されない。さらに、正当化理由の第三として、医療水準にかなった方法で治療がなされたことが必要である。そして、正当化理由の第四として、原則として患者の同意があることが必要とされている。この、インフォームドコンセントの法理（ＩＣ)、すなわち、医師の患者に対する説明が十分になされ、それに基づいて患者が自己決定権の行使として医師による当該治療行為に同意するという要件が、近時は最も大切で、重要な要件とされている。

ところで、救急救命士は、傷病者が医療機関に搬送されるまでの間に救急救命処置を、応急手当が医療行為に該当する場合であっても、一定の要件のもとに本来医師が行うべき診療の補助行為として行うことができる。したがって、診療の補助として行う以上、上記の本来医師が行うはずの治療行為に対する正当化されるための要件を、ＭＣ体制の下において充たすことが必要になる。

これは病院実習においても同様である。救急現場で処置を行っている日常の救急業務活動と異なり、病院実習の場合には医師の直接のコントロール下において、治療目的で一定の救急救命水準を維持しながら、処置を実施することになる。そのような場合であっても、医師の代わりに処置を実施することについてインフォームドコンセントを尽くしていることが正当化のためには必要になる。

(3) 薬剤投与に関する病院実習におけるインフォームドコンセントについて

前述のように、薬剤投与の対象者は、心臓機能停止の傷病者で、心臓機能停止に至って初めて投与が可能となる。しかも、一刻を争う症状の場合である。したがって、本人はもちろんのこと、家族に対してもインフォームドコンセントを尽くすことは、事実上ほとんど不可能である。前述厚生労働省医政局指導課長通知には、資料として「病院内での薬剤投与実習に関する説明と承諾書」というひな形が添付されているが、これを用いて実習を行うことは、ほとんどあり得ないと思われる。しかし、本来、医師のみがすることが許されている医療行為を実習生が、医師に代わって実施するのであるから、そのことに関する説明と同意があることが当然の前提になる。したがって、このような状況の下において、実習を実施することは不可能ということになる。そこで、上述の通知には、「実習受け入れ施設は、救急救命士の病院実習協力病院である旨、ポスターで院内に掲示する等により周知に努めること」という記載も見られる。このような周知方法は、気管挿管実習に当たっても実施するようにされ、掲示がなされていたが、既述のように、実習生による気管挿管に同意をしなかった患者の方が2割程度いるということも考慮しておかなければならない。ということは、これまでのような方法で広報活動していたのでは、薬剤投与実習をしていた場合に、紛争が生じることが当然予想されることになる。したがって、実習を混乱なく実施するためには、実習に際して、国及び各消防本部において、より周到で徹底した広報活動が行われる必須の条件となる。それでも、紛争が全く生じないとはいい得ない。紛争を予防する方策の一つとして、薬剤投与実習の被験者となることについて反対の事前表示をしない限りは実習の対象者になりますという同意方式を国レベルで採用することが考えられる。もっとも、臓器移植法制定にあたって、臓器提供に反対の事前の意思表示をしていない限りは臓器を提供する事になるという方式をわが国がとらなかったことからすると、こうした方式をとることには、かなりの抵抗があるものと考えられる。したがって、今後は、いかに徹底した広報が行われるかということに焦点が移るものと予想される。

救急活動の高度化、特に処置範囲の拡大に当たっては、オンライン及びオフラインのＭＣ体制の確立が不可欠の要件となる。したがって、ＭＣ体制の確立がまず必要である。その中での、薬剤投与等の実習と実施ということになる。また、救急業務に期待される水準が高くなり、今後更に、心肺停止傷病者以外の傷病者にも、薬剤投与等の処置範囲拡大の方向に進む可能性があるように思われる。そうした流れの中で、実施されることになった薬剤投与実習において、できる限り紛争が発生しないように予防しておくことが望まれる。したがって、国民にそのことを十分に理解していただけるように、今からでも、これまでとは全く異なる、より積極的な周知がなされるように国及び各消防本部が取り組んでいかなければならないものと思われる。

第11章

活動記録票をめぐる法律問題

1　救急活動記録票について文書提出命令が認められた事例

(1)　救急活動記録票に対する文書提出命令に関する東京地裁決定の紹介

活動記録票は、救急隊が救急出場した際に記載する記録で、事後検証票及び救急救命士法に定める救急救命処置録を兼ねるもので、5年間の保存義務がある。

医療訴訟において、死亡した患者が救急車で搬送されていた場合に、救急救命士が作成した救急活動記録票について、原告被告双方から文書提出命令の申立てがなされ、その申立てが東京地方裁判所（平成16年9月16日決定）によって認められた（判例時報1876号65－69頁参照）。

この事案は、医療訴訟の中でなされた申立て事例である。患者は平成14年に都内の自宅付近で倒れているのが発見され、救急車で、今回被告となった医療機関に搬送された。しかし、搬送当日の夕方、冠状動脈血栓で死亡。患者の遺族らが提起した損害賠償請求事件において、この搬送の際に救急救命士により作成された救急活動記録票が、本案訴訟において必要な書類であると原告被告双方とも考え、その所有者である当該消防署長に対し文書送付嘱託の申し出がなされた。しかし、署長はこれを拒否。そこで、原告被告双方から民事訴訟法に基づく文書提出命令の申立てがあり、東京地裁は、消防署長及び監督官庁である東京消防庁救急部に対して2度の書面による審尋手続をした後に、原告被告からの申立てを認める決定を下したというものである。

裁判所が申立てを認めた理由は、およそ以下の通りである。まず、死亡した搬送傷病者の遺族が本件書類を証拠として本案医療訴訟に用いることは、傷病者本人がこれを用いることと同様であって、何ら傷病者と救急救命士との信頼関係を損なうものではなく、むしろ傷病者の意思に沿うものであると考えられること。また、遺族に開示したからといって、傷病者がこのような事態になることをおそれて、担当救急救命士に対し、救急活動に必要であるとして問われた事項に回答しなくなり、結果、的確かつ円滑な救急救命活動が実施できなくなるなどという事態は容易に想定し難く、救急活動記録票を開示したからといって、今後の救急救命活動が困難になるおそれがあるとは到底認められないので、この文書は、民事訴訟法第220条第4号ロの除外事由に該当するものではないとされた。さらに、民事訴訟法第197条第1項第2号が救急救命士にも類推適用されるか否かについて、仮にこれを肯定したとしても、救急救命士法第47条に規定されている守秘義務は、救急救命士に秘密を開示した者の利益を保護するためであるから、守秘義務を解除する正当な理由の有無を検討する際には、その保護されるべき秘密の帰属主体の視点に立って検討すべきであるとした。そこで、本事案について検討すると、死亡した搬送傷病者の遺族が提起した医療訴訟においては、たとえ文書中に既往症等のプライバシーに関わる事項が記載されていたとしても、むしろ十分な資料が提出されることによって真実を明らかにしてほしいと願っていたと推認する方が一般には合理的であると考えられ、傷病者本人の意思にも合致するものと推定されるとしている。このような理由から、救急救命処置に関する情報を申立人に開示することには正当な理由があると認められるとして、救急活動記録票の提出命令が下されたのである。

なお、消防本部によっては、必要事項を指定した上で、調査嘱託（民事訴訟法第186条）を行うことにより回答を得るという方法も相当行われているようである。しかし、本決定を契機として、搬送傷病者らからの文書送付嘱託を拒んだとしても、最終的には裁判所による文書提出命令が出されることになる可能性が高くなったことから、原則として調査嘱託で済ますようにしながらも、救急活動記録票に対する文書送付嘱託に応じて提出するための取り扱い内規の策定を各消防本部は早急にすべきであると考える。

(2)　守秘義務と情報公開　—訴訟手続上のアクセス—

日常の救急業務において、交通事故や犯罪にかかわる事例も多いので、所轄警察署や検察庁から捜査や事故処理の目的で紹介を受けたり、関係資料の提供を求められることもありうる。捜査機関は、捜査について関係箇所に照会して、関係箇所の同意を得て、必要な事項の報告を求める事ができる（刑事訴訟法第197条第２項）。もちろん、捜査に進んで協力することが望まれるが、搬送傷病者のプライバシーの保護に十分に配慮しなければならないことから、場合によっては協力要請に応じないことも許されている。特に、電話での問い合わせには、相手方が捜査機関を名乗っていたとしても軽々しく回答すべきではない。捜査上、どうしても必要な場合には、捜査機関は裁判所の発布する捜索差押令状を提示して、強制的に関係資料を押収することが刑事訴訟法上の適正手続として認められている。したがって、このような手続による以外の場合には、搬送傷病者の人権を損なわないようにしながら、捜査機関に応対するように心掛ける必要がある。

搬送業務自体が民事訴訟として争われる場合だけでなく、上記事案のように搬送傷病者が搬送先医療機関との間で紛争が生じ民事訴訟に発展する場合もあり、その場合に救急活動について争点になることもあり得る。その結果、突然、弁護士の訪問を受け、当該救急活動について種々質問を受ける場合も想定される。この場合には、搬送傷病者の委任状を持参したのならばともかく、一般的には回答する義務は存在しない。このような方法によらずに、自己の所属する弁護士会に申し出て、弁護士会からの照会という形で、必要事項の報告を求める方法をとられることがある（弁護士法第23条の２）。

なお、消防署あるいは消防本部が民事紛争の当事者となり、相手方から救急活動記録票の開示・提出を求められるなどした場合に、積極的にこれに応じなかったとき、あるいは、訴訟における正規の証拠調べ手続を待つと証拠調べが不可能又は困難になるおそれのある特定証拠について、本来の訴訟手続とは別個に証拠調べをしてその結果を保全しておくという、証拠保全手続がなされることもある（民事訴訟法第234条）。裁判所が必要と認めたときに行われる手続で、これを拒否することはできない。この手続は、いまだ民事訴訟が起こされていなくても実施されることもあり、ある日、突然、裁判官と相手方弁護士の来訪を受け、将来提起される民事訴訟のために、救急活動記録票の提出を求められることもある。このような場合に、相手方弁護士から単に書類の確保のみならず、その内容について質問を受けることもある。しかし、このような質問に対しては、一切回答する義務は存在しない。むしろ、不用意な発言をしたことが後に裁判において不利な扱いを受けるおそれもあるので、十分に注意して、慎重に対応することが肝心である。もちろん、訴訟外の話し合いの場合では、開示要求を拒否することができる。また、民事訴訟においては、上述の事案のように、自ら証明事項に用いたい文書が存在する場合に、その文書の所持者に対して提出を求めるよう裁判所に申立て、裁判所がこれを認めたときに、文書所持者に命令を下して文書を提出させる手続もある（民事訴訟法第219条ないし第225条）。

刑事事件の場合にも、被告人等による証拠保全手続が行われることもある（刑事訴訟法第179、第180条）。あるいは、民事訴訟や刑事訴訟において証人として出廷する場合もある。そのような場合には、搬送傷病者の人権に配慮しながら、真実を述べることが求められる。

このように、救急活動記録票等の文書が、真相究明のための重要な証拠書類として用いられ、あるいは突然提出を求められることもあり得る。あるいは、被告として民事訴訟の対象になる可能性もある。したがって、繰り返し述べてきたように、日常の救急業務活動の場において、記憶が薄れぬうちに、可能な限り詳細に、正確に漏れなく、客観的な表現で救急活動記録票に記載しておくことが大切である。

なお、最近、傷病者搬送に関する救急隊をはじめとする消防関係者の報道機関等への対応のあり方が課題となっている。この問題は、慎重に扱わなければならない微妙な問題を含んでおり、通常の救急活動と大規模災害の場合とでは考え方を異にするので、ここで詳論は避け別の機会に譲るが、①対応の方針・窓口は一本化する、②公表すべき内容は、原則として判断や恣意の入らない客観的な覚知時刻、現場到着時刻、搬送開始時刻、辞退・拒否等による現場引き揚げ時刻、傷病者医師引き継ぎ時刻等に限る、③その他の事項については傷病者本人及び関係者のプライバシーに係る事柄であるとの理由で公表を避ける姿勢をとることが望まれることを言及するにとどめる。

なお、どの救急隊が出場したかも公表すべきでなく、管轄消防署のみの公表でよいと考える。また、現場の住所等も公表を避けるべきである。要するに、報道機関等への情報提供は、大規模災害時を除き、必要最小限の、後に誤解や紛争が生じない、客観的な活動記録にとどめるべきで、それ以上のものを提供する義務は存在しないものと考える。

2　法律学の視点から救急活動記録票の記載方法について考える

(1)　救急活動記録票のもつ意味と危惧される記載内容

救急活動記録票が、行政機関の保有する個人情報の保護に関する法律に基づいて、搬送傷病者あるいはその遺族から開示請求により部分的にせよ公開される可能性もある。あるいは、上述のように裁判所から文書提出命令が出され、民事裁判手続の上で開示されることもある。すなわち、救急活動記録票は、消防本部の内部文書としてだけではなく、個人情報保護に触れない限度で、消防機関以外の者が閲覧することもあり得る。そのことに留意しながら、作成する必要もある。誤解されてはいけないので確認すると、真実を隠して記載しなさいと言っているわけではなく、真実をありのままに表現したものを正確に客観的に記載すべきであるということをいいたいのである。筆者自身、事後検証委員会の委員という立場から、救急活動記録票を閲覧する機会があるが、これはと思われる記載内容も散見する。それゆえ、そのことについて注意を喚起したいと考えるのである。とりわけ、救急隊員が適宜記入することになっている「摘要」等の自由記載欄、検証医が記載することになっているコメント欄などに不用意な誤解を招く表現が見られる。例えば、救急隊員のあいまいな記載により、それが一人歩きして、活動記録票が当該救急隊員に不利益に作用するおそれもある。また、医療機関内での診療活動とは、時間的制約の面でも応急処置実施環境の面でも異なる救急現場を十分に熟知していない検証医が、あたかも医療機関内と同じような状況であるかのような誤解の下に救急隊の処置を断定的に批判する、あるいは、同様な誤解から各消防本部等で定められている救急隊員の行う応急処置等のマニュアルが間違っていると決めつけた表現がなされていることがある。これを、救急業務や救急医療に必ずしも明るくない法曹関係者が読むと、後で鑑定等の訴訟手続の中で真相が明らかにされるにせよ、専門家である医師が書いたものをひとまず尊重して、当初は誤解を招いた理解をしてしまい、予期せぬ先入観を持たれてしまうおそれもある。この先入観を取り除くためには大変な努力を必要とする。したがって、救急活動記録票の記載に当たっては、萎縮する必要はないものの、誤解を招かない表現方法をとる工夫や、あまりに断定的な表現は避けつつ、活動内容を冷静に客観的に記載できるように、各消防本部も表現方法を指導し、各救急隊員も記載方法を勉強しておく必要があるように思われる。また、検証医師に対しても、各消防本部は十分に伝えておくことが肝心である。

(2) 活動記録票記入上の注意事項

各消防本部備え付けの活動記録票は、救急（救命）処置録を兼ねているのがほとんどである。さらに、例えば東京消防庁の場合には、４枚複写方式の綴りで、傷病搬送者通知書（医療機関控え）、傷病者搬送通知

様式第３９号の２（第３７関係）　**救　急（救　命）処　置　録**

救急隊名	東京消防庁　消防署　部救急隊		出場番号		傷病者番号	—
自隊活動区分	□傷病者最先接触隊　□傷病者中継(□元隊　□受隊)　□医師引継隊　□不搬送(現場救護含む)　□他(　　　)					
傷病者医師引継年月日時刻	平成　年　月　日　時　分		医師引継救急隊員氏名			
(フリガナ) 傷病者・拒否者等氏名		性別　男　女	生年月日　M T S H　年　月　日	年齢　歳	1歳未満	か月
住所				電話番号		

辞退・拒否者等署名	②	収容先医療機関名称所在地		死亡確認医師医療機関名称・所在地	
				死亡確認医師署名	
		引継場所等	■場所　□救急処置室　□外来　□病棟 ■区分　□３次　□他(　　科・病棟)	死亡確認年月日時刻	平成　年　月　日(　)　時　分
拒否理由・死亡確認状況	①			死亡確認医師種別	□往診医師　□臨場医師 □現場要請した医師　□他(　　)

救急要請の概要・情報源者(氏名不要)	③	覚知等	自隊　年　月　日　: 自隊より先の覚知隊　□有　隊名(年　月　日　: 自隊より先の接触隊　□有　隊名(接触　年　月　日　:

自隊到着前の先着隊・バイスタンダー等申し送り等	傷病者の状態等	実施処置内容・実施時間・実施者区分等	
自隊到着・接触時の状況			

自隊接触時外見観察	■表情　□正常　□苦悶　□興奮　□不穏　□無表情　□虚脱　□自発性欠如　□他(　　　)　■発汗　□有　■失禁　□有(便・尿) ■顔貌　□正常　□蒼白　□紅潮　□チアノーゼ　□土気色　□黄染　□他(　　　)　■嘔吐　□有(嘔吐痕・嘔吐中)　■嘔気　□有 ■四肢変形　□有　部位：　■痙攣　□有：間代・強直　□持続　■出血　□有　■出血量　小　中　大

	時刻	バイタルサイン・実施者区分等				他覚的所見・理学的所見(聴診・触診等)・救急処置・実施者区分等	主訴・(変化)	体位搬送方法(時刻)
自隊観察・処置経過	時	意識	JCS	呼吸	回/分			
		脈拍	回/分	血圧	/			
		瞳孔	R(　) L(　)対光　/	体温				
		SpO_2	%　:　→		%　:			
	分	AED等波形			:			
	時	意識	JCS	呼吸	回/分			
		脈拍	回/分	血圧	/			
		瞳孔	R(　) L(　)対光　/	体温				
		SpO_2	%　:　→		%　:			
	分	AED等波形			:			
	時	意識	JCS	呼吸	回/分			
		脈拍	回/分	血圧	/			
		瞳孔	R(　) L(　)対光　/	体温				
		SpO_2	%　:　→		%　:			
	分	AED等波形			:			
	時	意識	JCS	呼吸	回/分			
		脈拍	回/分	血圧	/			
		瞳孔	R(　) L(　)対光　/	体温				
		SpO_2	%　:　→		%　:			
	分	AED等波形			:			

既往症		病院名		現在病名		病院名	
病院選定経過(病院名・科目・理由・時刻等)	④						
転送	要請病院名		医師氏名		理由		
指示・助言医師	① 所属名		氏名		区分	□指令室医師　□現場医師　□病院医師　□他(　　)	
	②					□指令室医師　□現場医師　□病院医師　□他(　　)	
指示・助言内容(時刻)							

摘要	⑤	救急救命処置実施者氏名・区分・資格等	①		□自隊　□他隊等	□(気)救命士　□(薬)救命士　□救命士　□他(　　)
			②		□自隊　□他隊等	□(気)救命士　□(薬)救命士　□救命士　□他(　　)
			③		□自隊　□他隊等	□(気)救命士　□(薬)救命士　□救命士　□他(　　)
			④		□自隊　□他隊等	□(気)救命士　□(薬)救命士　□救命士　□他(　　)
			⑤		□自隊　□他隊等	□(気)救命士　□(薬)救命士　□救命士　□他(　　)
			⑥		□自隊　□他隊等	□(気)救命士　□(薬)救命士　□救命士　□他(　　)
		救急(救命)処置録作成者署名			確認者(署名又は押印)	

資料提供：東京消防庁救急部

様式第39号の3（第37関係）

検　証　票

救急隊名	東京消防庁　　消防署　　部救急隊	出場番号		傷病者番号	
自隊活動区分	□傷病者最先接触隊　□傷病者中継（□元隊　□受隊）　□医師引継隊　□不搬送（現場救護含む）　□他（　　）				
傷病者医師引継年月日時刻	平成　年　月　日　時　分	医師引継救急隊員氏名			
（フリガナ） 傷病者氏名		性別　男　女	生年月日　M T S H　年　月　日	年齢　歳	1歳未満　か月
住所		電話番号			

初診医所見等	
消防署から初診医への連絡の必要性及びその内容、初診医意見	収容先医療機関名称所在地
□要連絡　1 除細動　2 気道確保　3 静脈路確保　4 薬剤投与　5 その他	初診時傷病名
（意見）	記入時刻　：
※心停止の推定原因（ウツタイン様式該当時のみ。）	引継場所区分　□三次　□その他（　　室・科・病棟）
□心原性　□確定　□除外診断	初診時程度　1 死亡：初診時死亡が確認されたもの　2 重篤：生命の危険が切迫しているもの　3 重症：生命の危険が強いと認められたもの
□非心原性　□脳血管　□呼吸器　□悪性腫瘍　□外因性　□その他	4 中等症：生命の危険はないが入院を要するもの　5 軽症：軽易で入院を要しないもの

救急要請の概要・情報源者（氏名不要）		覚知等	自隊　年　月　日　： 自隊より先の覚知隊　□有　隊名（　　）　年　月　日　： 自隊より先の接触隊　□有　隊名（　　） 接触　年　月　日　：

自隊到着前の先着隊・バイスタンダー等申し送り等	傷病者の状態等		実施処置内容・実施時間・実施者区分等	
自隊到着・接触時の状況				

自隊接触時外見観察
■表情 □正常 □苦悶 □興奮 □不穏 □無表情 □虚脱 □自発性欠如 □他（　　） ■発汗 □有 ■失禁 □有（便・尿）
■顔貌 □正常 □蒼白 □紅潮 □チアノーゼ □土気色 □黄染 □他（　　） ■嘔吐 □有（嘔吐痕・嘔吐中） ■嘔気 □有
■四肢変形 □有 部位：　■痙攣 □有：間代・強直 □持続 ■出血 □有 ■出血量 小 中 大

自隊観察・処置経過	時刻	バイタルサイン・実施者区分等	他覚的所見・理学的所見（聴診・触診等）・救急処置・実施者区分等	主訴・（変化）	体位搬送方法（時刻）
	時　分	意識 JCS　呼吸　回/分 脈拍　回/分　血圧　/ 瞳孔 R（　）L（　）対光　/　体温 SpO_2　%　：　→　%　： AED等波形　：			
	時　分	意識 JCS　呼吸　回/分 脈拍　回/分　血圧　/ 瞳孔 R（　）L（　）対光　/　体温 SpO_2　%　：　→　%　： AED等波形　：			
	時　分	意識 JCS　呼吸　回/分 脈拍　回/分　血圧　/ 瞳孔 R（　）L（　）対光　/　体温 SpO_2　%　：　→　%　： AED等波形　：			
	時　分	意識 JCS　呼吸　回/分 脈拍　回/分　血圧　/ 瞳孔 R（　）L（　）対光　/　体温 SpO_2　%　：　→　%　： AED等波形　：			

既往証		病院名		現在病名		病院名	
病院選定経過（病院名・科目・理由・時刻等）							
転送	要請病院名		医師氏名		理由		
指示・助言医師	① 所属名		氏名		区分	□指令室医師　□現場医師　□病院医師　□他（　　）	
	②					□指令室医師　□現場医師　□病院医師　□他（　　）	
指示・助言内容（時刻）							

摘要	検証医所属 氏名	観察	判断	処置	医療機関選定
		□標準どおり □署所等で確認 □事例研究を考慮	□標準どおり □署所等で確認 □事例研究を考慮	□標準どおり □署所等で確認 □事例研究を考慮	□標準どおり □署所等で確認 □事例研究を考慮
	統括救急技術員氏名等	検証医所見	□特記事項なし		
	初診医への連絡事項		⑥		

資料提供：東京消防庁救急部

書（救急隊送付用）、検証票にも活動記録票記載の事項のうち必要箇所を複写することにより活用できるように工夫されている。本書では、東京消防庁で平成17（2005）年11月から使用している活動記録票をモデルにして、法律的観点から見た記入上の注意事項について考察することにしたい。この活動記録票は相当期間にわたって検討された上にできあがったものと伺っているが、細部にわたるまで配慮・工夫されており、かねてより、全国の各ＭＣ協議会及び消防本部の方々にこれを見本にしていただきたいと考えていたものである。このような形で利用することを快諾していただいた東京消防庁の関係者に深謝する。

①搬送拒否等理由記載欄

拒否理由・死亡確認状況	

記載内容の要点は、①搬送対象傷病者の容態の観察記録、②ＭＣ医の指示・助言内容、③前記のことについて傷病者及び付き添い関係者にいかに説明したか、④その際の傷病者らとの受け答えの内容、⑤傷病者らの意思の変化等の反応、⑥傷病者等への口頭指導の内容、⑦家族・警察・かかりつけ医等への連絡の有無、⑧引き揚げ後の容態変化等への対応指導などである。インフォームドコンセントの法理も、形式的なコンセント、すなわち、自発的な、任意の同意さえ取り付ければよいという考え方は現在とられていない。むしろ、重点は、いかに状況を、専門的知識の乏しい、しかも緊張した状態にある傷病者側に誤解を与えずに、十分理解できるように説明していたかというところにある。したがって、そのことを救急隊側で十分尽くしていたかが紛争が発生した場合には問われることになる。すなわち、それに応えられように記載しておく必要があるのである。

なお、引き揚げ後の救急隊側の事後処置として、２時間おきぐらいの頻度で傷病者らへ指令室から容態の問い合わせを行う、あるいは半日後に問い合わせを行う等のアフター・ケアを尽くすことも必要と考える。

しかし、これらのことをすべてこの小さな欄に記載することは困難なことと考える。その場合には、追記用の用紙が準備されており、出場番号、傷病者番号を最上部に記載することで、一体の書類であることが明確になるようにされており、その用紙には「摘要」欄が相当のスペースで確保されているので、それに記入することが可能になっている。もちろん、こうした定式の用紙がなくても、一体の書類であることが明確になる方法をとっていれば、単なるメモ用紙であっても、必要事項を記載して活動記録票に添付しておくことが肝心である。

②辞退・拒否者等の署名欄

辞退・拒否者等署名	

搬送等を辞退・拒否した傷病者その家族等から署名をもらうことは、種々の意味がある。すなわち、救急隊で録取書の内容に間違いないことを確認する意味があることはもちろん、既に署名をしてしまったという事実から後にクレームを付けにくいという意識を生じさせる効果もあるからである。もちろん、署名をしても、それだけで録取書の部分の正確性・有効性がすぐに認められることになるわけではないが、通常、署名するというのはかなり意味のある行為と考えられる。しかし、傷病者の家族といっても、その家族の範囲等が法的に決められているわけではない。すなわち、何親等以内であればいいのか、同居は必要な用件なのか等について明確化されておらず、法律学的には課題の多い行為といい得る。しかも、署名を強制することはできず、署名を拒否した場合には、引き下がるしかない。その場合には、その旨を(1)の欄に記載しておく必要がある。

③バイスタンダー等氏名記入欄

救急要請の概要・情報源者（氏名不要）	

バイスタンダー等の応急処置の協力者には傷病者本人はもちろん、消防関係者も感謝しなければならない。仮に、バイスタンダーの氏名が活動記録票に明記してあれば、状況が落ち着いた後に感謝することもできる。逆に、バイスタンダーによる処置が不適切であったために傷病者が重篤になったことが明確な場合に、バイスタンダーの責任を追及する意味ではなく［傷病者と緊急事務管理の関係に立つバイスタンダーが責任を負う可能性がほとんどないことは第５章で既述した］、その状況を明らかにするためにバイスタンダーから事情を聴取することも必要である。また、バイスタンダーが不幸にして、飛沫感染して肝炎等になった場合、あるいは、手当ての際にけがを負った場合などに、バイスタンダーとして活躍したことの証明が必要とされたり、傷病者の情報が必要になった時に、本当にバイスタンダーとして行為した本人であるか判断する際にも、活動記録票に氏名が明記してあれば有用である。さらに、実際に起きた事例として、犯罪を起こした者が、微罪処分あるいは起訴猶予処分で済ませてもらうための自己に有利な情状として、自分がバイスタンダーとして見知らぬ通行人を救護したことがあることを証明してほしいと消防機関に申し出てきたケースもある。こうした、様々な起こりうる事例を想定すると、できる限りバイスタンダーの氏名を明確にしておく必要があるものと思われる。

④病院選定経過記入欄

病院選定経過（病院名・科目・理由・時刻等）	

現在でも、どの消防本部においても、残念ながら、傷病者を救急車に収容後、１時間以上にわたって搬送先医療機関が決まらないままに現場

に止まらざるを得ない事例が生じていると側聞する。そのために、傷病者本人はもとより、救急隊が出場すべき他の事案の傷病者にも重篤な結果をもたらすおそれがある。そうした不幸な状況が起こらないようにするためにも、時系列に従って、活動記録票に救急隊から問い合わせを行った時刻と医療機関名、搬送受け入れ拒否理由を明記しておくべきものと考える。書ききれない場合には、上述の添付の方法ですべての事情を記載する必要があるものと考える。

⑤活動記録票の訂正と「摘要」欄

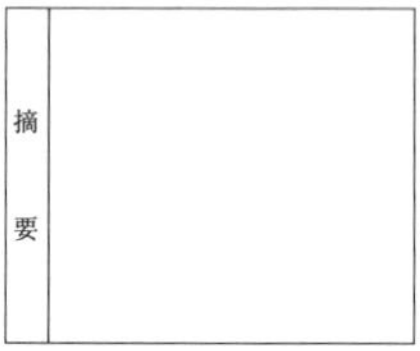

活動記録票は救急（救命）処置記録作成者が署名欄に署名した時に成立する。その後、活動内容を検討している際に、活動記録票の記載事項を加筆訂正する必要が生じる場合も起こり得る。あるいは、確認者が署名する前に確認している際に、加筆訂正する箇所を発見する場合も起こり得る。こうした場合には、加筆訂正する際に注意しなければならないことは、単に、修正テープを貼って加筆訂正しただけでは、公文書の改ざんに該当する。加筆訂正してはいけないのではなく、この「摘要」欄に、どの箇所をいつ、何字加筆修正したか明記しておくことが必要である。この手続を踏んでおけば「改ざん」には該当しない。この「摘要」欄はこうしたことにも活用できる。

⑥検証医の所見欄

<table>
<tr><td colspan="2">検証医
所属
氏名</td><td></td><td>観察
□標準どおり
□署所等で確認
□事例研究を考慮</td><td colspan="2">判断
□標準どおり
□署所等で確認
□事例研究を考慮</td><td>処置
□標準どおり
□署所等で確認
□事例研究を考慮</td><td>医療機関選定
□標準どおり
□署所等で確認
□事例研究を考慮</td></tr>
<tr><td colspan="2">統括救急技術員氏名等</td><td colspan="2"></td><td rowspan="2">検証医所見</td><td colspan="3" rowspan="2">□特記事項なし</td></tr>
<tr><td>初診医への連絡事項</td><td colspan="3"></td></tr>
</table>

検証票に時折、検証医師が、救急隊活動基準が間違っている、応急処置の方法が間違っているというような断定的な表現で記載しているものを見受ける。おそらく、軽い気持ちで、善意に、医学的な判断から意見を述べたものと考えるが、既述のように、これを医学・医療に疎い法曹関係者が読むと、検証医師という信頼できる専門家が記載したものだけに、その信用性を高く受け止め、記載内容を疑いもなく受け入れることになる。救急隊活動基準は救急専門医もメンバーとして構成されるＭＣ協議会によって慎重に検討され承認されたものであり、応急処置の方法についても同様な手順を経て教育され、実践されているものである。したがって、活動基準や応急処置の基準の策定に当たってはそれなりの考え方に従っているのであり、それを言下に否定することは慎まなければならない。もちろん、いったん策定された基準であっても、完璧なものではなく、また医療の進歩や社会情勢の変化に伴い修正すべき箇所が生じ得ることを否定することはできない。したがって、その点を指摘することは適正な救急活動の実践のためには必要なことである。ただ、その指摘のための表現は慎重に行われなければならない。特に、往々にして、そうした指摘をする検証医師の中には、救急活動の現場を十分に理解していない者が見られる。検証医師に対しても、こうしたことを伝えておく必要がある。

⑶　記載方法を学習する

的確な記載方法を身につける学習方法として、新聞の社会面（三面記事）の事件記事の熟読を提案したい。新聞の社会面の事件に関する記事を読むと、事件の概要をほぼ把握することができる。短い叙述の中で、見事に全体像を的確に表現している。もちろん、そのような記事が成り立っているのには、それなりの理由が存在する。すなわち、新聞記者としての取材方法と記事の書き方を訓練された記者が、まず、取材に基づいて記事を書く。それをデスクがチェックし、文章を加筆訂正する。さらに整理部で紙面の都合に合わせて記事の長さを整え、同時に校閲担当者が正しい日本語が使われているかどうかチェックする。こうした過程を経て紙面が作成されているので、現代の正しい日本語で、無駄のない的確な表現を用いた記事が成立しているのである。したがって、限られたスペースの中で、現場の状況等を的確に表現しなければならない活動記録票の各記載欄の記入に当たって、新聞記事は最も適切な教科書ということができる。できるならば、これはと感じる記事を写すことで文体や句読点の入れ方について自然に身につけることができる。よくいわれるように、作家は、自分の気に入った先輩作家の文章を書き写すことから文章の書き方を身につけていくのである。救急活動記録票を記載するに当たっても、新聞記事を熟読するなどして学習することが望まれる。この方法は、いつでも、どこでも、お金をかけずに、簡単にできるものである。

もう一つ注意すべきことは、記述内容は、客観的なものに関する記述にとどめるべきで、評価や主観的な判断が入る内容についてはできるだけ避け、どうしても触れなければならない場合には断定的な表現は避けるように心がけることが必須である。例えば、アルコール臭のする傷病者の場合に、酩酊状態なのか酒気帯び状態なのかは、観察者の評価に入る事象である。救急隊員がアルコール検知器をもっており、そのデータと受け答えに基づき状態把握した内容を記載する場合であるならば別論であるが、そうでない場合には避けるべきである。特に、交通事故の場合に、搬送対象傷病者となった運転手の酩酊状態の記述は、法律的に重要なポイントになってくる。そのような場合に警察から酩酊状態について事情を聴取することがあり得るが、確証のない場合には、「よくわかりません」としか答えるべきでなく、活動記録にも同様の記載をすべきものと考える。

従来は、こうした教育・訓練が十分なされていなかったように思われるが、今後は、活動記録票のもつ意味を考えて、救急隊員個人も、消防本部もその学習に努めることが望まれる。

終　章

むすびにかえて

1　はじめに

第２章において、法律上の検討すべき課題を、総論として五つ、各論として五つ、合計十に分けて考えることができると述べ、それに従って本書では順次課題を考察した。結びにあたり、ここでは別の観点から、これまで考察した内容を踏まえて、この問題に対する法律の役割に応じて、時系列的に大きく三つに分けて考えることで、まとめに代えたいと考える。すなわち、紛争予防に係る問題、適正な日常活動に係る問題、紛争処理に係る問題の三つである。もちろん、これら三つは相互に密接不可分に結びついているが、講学上分けて考える方が問題点を明確にし、理解しやすいと思われるので、以下では、この三つに分けて、「法律学の危機管理の役割」という視点から改めて検討課題を考察する。

2　紛争予防に係る問題

既述のように、平成14年12月に厚生労働省と総務省消防庁合同の「救急救命士の業務のあり方等に関する検討会」から提出された報告書は、救急救命士の処置範囲拡大等の救急業務の高度化を一気に図る内容のものであった。そして、ＭＣ体制の整備に伴い、救急業務全般にわたる規制緩和がなされることになった。しかし、その反作用として、救急業務に携わる者の自己責任の範囲が拡がることになったのである。一方、地方自治体の責務として、公的サービスの一環として行われている救急業務行為は、国家賠償法の対象になり、現在の判例の傾向では、原告側に有利な結論になる可能性の高い訴訟と考えられている。さらに、司法制度改革によって、弁護士数が増加することになり、国民の権利意識の高揚と相まって、司法のアメリカ型化が進み、紛争数が増加するのではないかと懸念されている。したがって、救急業務行為が国家賠償法の適用される事例であることをかんがみると、これまで以上に、救急活動が予期せぬ争いに巻き込まれ、責任を追及される可能性が増えてくることも考慮しておかなければならない。

こうした状況の中で、ＭＣ体制のもとで行われる事後検証システムは、既に行われた救急活動を的確に評価し、救急隊員にそれをフィードバックすることで紛争防止のための特別予防としての教育効果が生じるとともに、各消防本部は各々の事例を分析することで紛争防止のための一般予防としての措置を策定することを可能にするという、優れた機能を持つ制度ということができる。したがって、今後は、この有益なシステムを活用して、ＣＰＡ症例だけでなく、すべての救急活動記録を検証することによって、現実に発生しているヒヤリ・ハット事例を含めて種々の問題事例を集め、その原因の分析を通して、予防措置を策定することが、各消防本部の責務になってきているといい得る。それを確実に実現していくためには、人の命にかかわる問題であるだけに、ＭＣ体制及び検証システムを国が法律という形で整備するか、各自治体が条例を制定してシステムのあり方と役割を明確にしておく必要があるように思われる。さらに、救急隊員あるいは救急救命士の養成課程においても、これらの検証結果を踏まえて、無用な紛争防止のためのプログラムを取り入れることも必要であるように思われる。具体的には、オンライン・ＭＣ体制における関係者の法律関係と事例ごとの法的責任を明確にする講義が必要であり、その講義内容の水準を担保し統一化するために、救急救命士養成所の指導要領等の見直しが必須と考える。本書では、可能な限り、事例ごとの関係者の法的責任について検討した。例えば、搬送を拒否している傷病者の取り扱いをめぐる問題を取り上げ、取り扱い方しだいでは法的紛争に発展するおそれのある事例であることを示した。また、搬送傷病者の所持品をめぐる問題を取り上げ、法的紛争に巻き込まれないような措置については具体的な対応策も提案した。養成課程において、こうしたことを踏まえた講義内容にしておくことは、無用な紛争の防止の一助になり、結果的に消防本部や救急隊員を守ることになると考える。既にそうした取り組みをしている消防本部もあるようである。さらに、救急隊員の就業後の研修においても、こうした講義内容を制度化しておくことも必須であるように考える。

3　適正な日常活動に係る問題

日常の救急業務は、消防庁長官が定めた救急業務実施基準等に基づき、各消防本部の属する自治体が制定した救急業務実施に関する規程及び各消防本部で策定した救急活動実施マニュアル等に従って行われているものと理解している。しかし、側聞するところ、規程あるいはマニュアル通りにいかない事例も多く、現場で躊躇してしまうことが少なからず存在しているということである。また、マニュアルが必ずしも的確でないと考えられる場合もあり、その場合に現場で混乱が生じることもあるということも側聞する。あるいは、ＰＡ連携についても、その実績は認められているものの、ポンプ車の出動は、救助活動として出動しているものと考えられ（救助活動に関する基準第19条）、特に、ポンプ車に救急隊員の資格のない者のみが乗車していた場合に、救急隊が到着するまでの間に救急現場で傷病者に何をすることができるのか、処置範囲と明確な根拠が示されないままに、事実のみが先行して実施されているのが現状であるように思われる。もっとも、これらの場合、その多くは緊急避難行為として法的責任を追及されることはないものと考えられるが、日常の救急業務は、このように、必ずしも、法律上十分に守られていない状況のもとで行われている。もちろん、あらゆる状況を想定した法律等の規則・基準を求めることは不可能を強いることになる。しかし、法的保護という観点からすると、救急業務に関して、現状は極めて不十分な状況にあるといい得る。したがって、まず、医学的にも担保された実施マニュアルであるかどうかを確認する必要がある。医学・医療技術は日々進歩・発展している。過失認定の基準となる救急水準に適った活動をするためには、少なくとも数年おきには実施マニュアルの医学的な観点からの見直し作業を、各ＭＣ協議会及び各消防本部は行っておくことが、民事上の過失の認定あるいは過失犯の成否についての考え方からすれば、責務と考えられる。その上で、実施マニュアルが臨場救急隊員にとって的確に活動するために相応しいものかどうかの救急業務上の見直しを各消防本部は行っておく必要があるものと考える。すなわち、医学的に正しいとされるものでも臨場救急隊員が判断基準にしにくいものであっては意味がない。また、現実の活動の上で迷いを生じさせるような基準であっては救急隊員に余計なストレスを与えることになり、紛争や事故に発展するおそれも生じてくる。このようにして、適正な日常活動を担保する基準を策定し、安心・安全な職場環境を作ることが、ＭＣ協議会あるいは消防本部の責務と思われる。

さらに、救急隊員は、法的には緊急事務管理として救急業務を遂行しているのであって、損害賠償責任を追及されることは稀有であるとされているとしても、全く法的に責任を追及されないわけではない。搬送対象傷病者の救急活動に一生懸命邁進している救急隊員が、絶えず法律上の責任を追及されるおそれを抱いている状況は望ましいものではない。追及をおそれるあまり、職務が消極的になるおそれもある。そうしたことを勘案すると、救急隊員にも、政策的には、よきサマリア人法のような立法をしておく必要を感じる。今後は、こうしたことも検討課題の一つとして取り上げられるべきものと考える。

4　紛争処理に係る問題

既述のように、不幸にして救急活動をめぐる紛争が民事訴訟あるいは刑事訴訟に発展してしまった場合に、救急関係者が戸惑うことの一つに、裁判官・検察官・弁護士などの法曹関係者及び警察関係者が救急業務についてあまり理解しておらず、個々の活動内容の意味や趣旨を伝えることが難しいという話を時折側聞する。一昔前の医療過誤訴訟においても同じようなことがいわれていた。救急業務というのは、それほど専門化した特殊な分野であるということである。したがって、公正な判断を求めるためには、相当な精力を割いて救急活動の実情を説明し理解してもらう努力が必要になる。私自身の経験でも、医事法を専門にしているといっても、門外漢の法律畑の者が救急業務をある程度理解するには相当の年月を要した。法曹実務家等に救急業務はよく理解されていないということをよくわきまえて、自己の主張をするよう心掛けることが大切である。そのためにも、救急隊関係者の側で必要最小限の法律基礎知識と訴訟手続の流れを修得し、法曹関係者の考え方を理解した上で、事案の解決に当たることが必要であるように考える。

また、救急関係者が戸惑うと思うものがもう一つある。それは、救急業務というものは時間的にもかなり制約された中でのプロスペクティブな判断に基づいて活動しているのに対して、法曹関係者の思考方法は時間的にも余裕のあるレトロスペクティブな判断方法であり、どうしても救急業務関係者にとって厳しい判断になりやすいということである。そういう思考方法の違いを埋めるために、既述のように、行為当時の救急水準というものを設定して、それに基づいて過失の有無の判断をすることに法律実務はしている。すなわち、行為当時の救急水準に照らして、当該救急隊員の判断あるいは行為が、それを充たしているのであれば、不幸な結果が生じていたとしても、過失責任が追及されることはない、という考え方である。この救急水準というのは、行為当時の救急隊員あるいは救急救命士の養成課程の教科書に掲載されている内容がおよその基準になって、それに各消防本部が策定した活動マニュアル等を加味して設定されることになる。したがって、救急隊員は、現在の養成課程の教科書の記載内容を絶えず自己研鑽して注意しておく必要があり、消防本部も救急水準を各救急隊員が維持するように研修プログラムを策定しておく責務がある。

また、民事訴訟及び刑事訴訟において、有力な証拠になるのが、救急活動記録票である。救急活動記録票は公務員である救急隊員が消防本部備え付けの書類に活動記録を記載するもので、活動記録票は公文書である。仮に、意図的に虚偽の記載を救急隊員がした場合には、虚偽公文書作成罪（刑法第156条）に問われることになる。したがって、その信用性は高く、証拠能力のある証拠として法廷に提出され、証明力のある証拠として裁判官の心証形成に大きな力を発揮することになる。それゆえ、活動記録票の記載に当たっては、活動記録票のもつ意味・重みを十分認識した上で、できるだけ客観的に正確に記載しておくことが求められるのである。紛争あるいは訴訟に巻き込まれた場合に、救急隊員自身を守るためにも活動記録票は有力な武器になり得るのである。したがって、救急隊員の上司に当たる活動記録票をチェックする役割の者には、記載内容及び書き方について日頃から懇切丁寧に指導することが求められる。ただし、いったん記入されたものについて、不適切だからといって書き直しを求めることは避けなければならない。公文書の改ざんに当たるおそれがあるからである。第11章で触れたように、直接救急隊員が紛争当事者になった事件に関するものではないが、救急活動記録票について文書提出命令が認められた裁判例がある。したがって、今後、救急隊員が訴訟の当事者になっている場合はもちろん、医療機関が訴訟の当事者になっている医療過誤訴訟に関しても、救急活動記録票が法廷に提出される機会が増えてくるものと考えられる。それだけに、活動記録票の記載に当たって、無用な混乱を避けるためにも、救急隊員の方は慎重に記載されることが望まれる。そして、本書においても度々述べたように、紛争に巻き込まれた場合には、当該救急隊員個人で対応するのではなく、直ちに上司に報告・相談し、組織として対応するようにすることが肝心である。

不幸にして紛争に巻き込まれた、あるいは事故を起こしてしまった時の、事後の対応についてまとめておきたい。まず、第一に、傷病者の安全確保を図らなければならない。第二に、傷病者及びその家族の方への誠実な説明をすることが求められる。第三に、上司への報告をし、事後処理・対応を相談し、組織で対応するようにすべきである。第四に、活動記録票へ的確に記入し、正確な記録を残しておくことが必要である。臨場救急隊員同士で口裏を合わせるような姑息なことをすることは言語道断である。これらの対応を適切に行うことが望まれる。

5　今後検討すべき課題

救急救命士の処置範囲拡大に伴い、救急業務そのものが高度化してきた。いわゆる「３点セット」と呼ばれる救急救命士法第44条の特定行為に関しても規制緩和が図られた。しかし、救急現場における緊急度・重症度判断の議論にみられるように、救急救命士を含む救急隊員の研修内容は高度化しているものの、実際に行うことのできる応急処置の範囲及び判断内容は、依然としてかなり制約されたままの状況である。他方、上述の特定行為の中で、最も目に見える効果が現れ、しかも最も医療行為らしい、自動体外式除細動器（ＡＥＤ）の使用が、非医療従事者にも認められるようになった。そして今や、一般市民の間にいかにこれを普及させるかに関心が移ってきている。こうした救急業務のジレンマが存在する状況の中で、診療の補助として医療機関に搬送中に救急救命処置を行うことができるとされている、救急救命士の地位及び資格はどのような意味をもつのかが改めて問われるようになってきたように思われる。また、救急救命士養成機関が増えるにつれて、消防職員ではない救急救命士の数も増加しているが、これらの救急救命士有資格者がその資格を生かせる場面はほとんど存在しない。救急救命士法についての国会の議事録を参照する限り、こうした状況までは想定されないままに、救急救命士法は制定されている。そして、これまでの処置範囲拡大の流れを観察していると、種々の抵抗を受けながらも、事実先行型で後追いのような形でお墨付きを与えているような印象がある。それだけに、今一度、救急業務の本質と市民のニーズの調和を図りながら、そして、救急需要対策に配慮しながら、求められる救急業務とは何かについて考えておく必要があると考える。その際、特に、これだけの、時間と費用をかけて研修し、高度な知識と技量を有している救急救命士(救急隊員)の地位については、再考の余地があるように思う。今後はこうした課題にも積極的に取り組むことが必要と思われる。

今後の病院前救護活動においては、高度化した応急処置を積極的に行ったところ、重篤な結果が発生してしまう危険性及びそれに伴う訴訟に巻き込まれる可能性がある一方、手技の不安から応急処置を躊躇した不作為により重篤な結果が発生してしまう危険性及びそれに伴う訴訟に巻き込まれる可能性もある。すなわち、傷病者の状態と臨場救急隊員の形式的な能力から応急処置を実施しなければならない状況におかれた場合に、するにせよ、しないにせよ、どちらにせよ紛争に巻き込まれるおそれが存在するのである。したがって、個々の救急隊員は資格取得後も手技の未熟さを補い観察力や手技の水準の維持・向上に取り組むなどの研鑽を積む必要があると同時に、管理者である消防本部もその機会を与えるようにすることは当然のこととして、リスクの軽減という観点から、消防本部も個々の救急隊員も危機管理についての自覚をもつことが肝心である。そして、できる限り紛争に巻き込まれない、あるいは事故を起こさないようにするためには、現場において、自己の現実の能力を的確に認識して、具体的な処置を「する」「しない」を瞬時に判断できるように、時宜に応じたシミュレーション訓練を日常的に行っておくことが今後は特に大切である（例えば、気管挿管病院実習から3年経過後の活動中に、初めて気管挿管すべき傷病者に遭遇した場合に、手技はさび付いていないであろうか。)。「する」勇気をもつと同時に、「しない」勇気をもつことも時として必要なのである。どうすべきか迷った時には、救急業務の基本は「搬送」活動であることを考え、迅速かつ適切に、医療機関に搬送することを最優先に考えるべきである。その際、傷病者及びその家族の方への接遇にも無用な紛争防止のためには十分に注意しておく必要がある。どのような活動を選択したにせよ、接遇態度を誤らず、自信をもって的確・適切に基準を遵守して救急業務を実施していれば問題は生じないものと考える。

なお、本書では、大規模災害における救急活動、応急手当の方法を電話でバイスタンダーに伝える口頭指導に係る問題、傷病者の情報等に関する救急隊員の報道機関等への対応、精神科救急等、検討すべき課題すべてについて触れることができなかった。これらの点については別の機会に考察することにして擱筆する。

あとがき

病院前救護（プレホスピタル・ケア）は、わが国で最初に救急車を備えて横浜で救急業務を行って以来、今日に至るまでの約70年間、常に事実先行型で、後追いの形で法令整備を行うという歴史の繰り返しであった。しかも、その法令も、本書で繰り返し述べたように、種々の事情から不十分・不明瞭なままで策定されたものであった。その結果、国民の生命や健康を守るという面からも、救急活動や救急隊員の保護という面からも、課題を多く残すことになった。それにもかかわらず、この分野が医事法学においてそれほど注目されてこなかったのは、本来訴訟事案に該当するようなものであっても消防関係者の不断の努力によって紛争に発展することが未然に防止されていたために、問題点が表出することがほとんどなかったからであった。それゆえ、これまで病院前救護をめぐる法律問題に関心が示されず、これらに関する論稿がほとんどなかったのである。しかし、救急業務の高度化、ＭＣ体制の構築、増え続ける救急需要対策、国民の権利意識の高揚等、これまで粛々と活動してきた救急業務を大きく転換せざるを得ない状況が生じてきたことから、これまで十分に検討されてこなかった救急業務に関する法令の見直しの問題も含め、改めて、危機管理という視点から病院前救護をめぐる法律問題を検討する必要が出てきた。そこで、このような状況を踏まえ、本書は、病院前救護をめぐる諸問題について、危機管理としての法律学の役割・視点から考察しようとしたものである。

筆者がこの分野に関心をもつようになったのは、筆者にとっては全くの偶然である。今から８年ほど前、突然、それまでほとんどお話しする機会もなかった、当時日本医事法学会代表理事をされていた宇都木伸教授から自宅にお電話を頂戴し、「東京消防庁の仕事を手伝っていただけませんか」といわれ、気楽に「ハイ」とお答えしたのがきっかけであった。おそらく、あまり勉強をしていない筆者を案じてのご厚意であったものと今でも理解している。しかし、その後、唄孝一先生とお話する機会や頂戴したお葉書などを通して、実は、お引き受けした仕事は、そもそも30年以上前に唄先生が手掛けられたものであり、しかも、先生が医事法学の分野で最初に関心をもたれたテーマが病院前救護であることを存じ上げて以来、身の引き締まる思いで研究に励んでいる。大学院生の時以来、直接の弟子でもない筆者に、医事法学専攻者が少なかったことも幸いして、折に触れて声をかけてくださり、ご指導賜ってきた唄先生の学恩に感謝する意味からも、唄先生が最初に手掛けられたテーマである病院前救護をめぐる法律問題について研究する機会を与えられたことを望外の幸せと感じつつ、これまで遅々としてではあるが研究を続け、拙い小論を発表してきたのである。

こうして、８年前に東京消防庁救急懇話会専門委員会に出席するようになったが、当初は、委員会で行き交う専門用語が全くわからず、言語のわからない異国の地に突然派遣された感覚であった。例えば、委員の皆さんが何気なく用いているウツタインという用語が分からず、委員会終了後大手町の庁舎から日本橋の書店まで行って種々の外国語の辞書や医学書を繰って、ようやく閉店間際に、ノルウェーの地名で、そこで開かれた検討会議で作成されたものがウツタイン様式と呼ばれることを知り、ほっとした気持ちで家路についたこともあった。こうしたことを繰り返しているうちに、ようやく委員会で少しずつ発言できるようになったのは、３年くらい経ってからである。そのうち、この分野についてある程度理解している法律家が他にいらっしゃられないということもあって、東京消防庁の救急に関する各種研究会に引っ張り出されるようになった。さらに、救急振興財団が主催する全国救急隊員シンポジウム、東京救急協会が主催する応急手当指導員インストラクター養成専科講座、荘道社主催の救急救命士及び救急救命士を目指す人の救急医学セミナーなどに毎年講師として呼ばれるようになり、東京救助救急研究会や船橋の救輪会のような救急隊員の方の自主的な勉強会にもお招きを受けるようになってきた。そして、救急業務の高度化に伴い、救急振興財団東京研修所及び九州研修所、東京消防庁消防学校でも講義をする機会を得て、今年は合計約1,700名の救急救命士及びその課程の方にお話させていただくまでになった。こうした機会に、全国各地の救急隊員の方に直接質疑応答させていただくことで、都市型救急ばかりでなく、各地の消防本部に属する現場の方が抱える課題を知ることができるようになったことも、研究を進める上で大いに役立っている。また、東京都ＭＣ協議会の各種委員会の度に東京消防庁10階救急部を訪れ、部長室での委員の先生方との談笑や、救急指導課長席脇のテーブルでの救急部の救急管理課、救急医務課、救急指導課の方々との意見交換を通じて、救急業務に関する種々の情報を得て、救急活動に関する理解を深めていったことも、委員会における議論とは違った意味で、研究の上で大きな財産となっている。浅学非才の身でありながら、本書をまとめることができたのも、現場の救急隊員のお話や、各種委員会における救急医学の教授の方々のご指導、東京消防庁救急部の歴代のスタッフの皆様のアドバイスがなければあり得なかったことであり、心から御礼を申し上げたい。本来ならば、お一人おひとりのお名前を挙げさせていただかなければならないところ、あまりにも多くの方々のご指導を賜っているので、そのすべての方のお名前を挙げさせていただくことができないことから、失礼させていただく無礼をご寛容にお願いする次第である。救急医学の指導的立場であられる松田博青杏林学園理事長には、救急業務に関するご質問をさせていただくとご多忙にもかかわらず即座にご回答いただき、また、座長を務められた「救急救命士の業務のあり方等に関する検討委員会」の見解とは異なる主張をすることも寛容に見守っていただいている。改めて、この場を借りて御礼申し上げたい。

なお、筆者は、第23回ないし第26回東京消防庁救急業務懇話会専門委員会委員を務め、本書で論じた問題を含む種々の諮問内容の審議及び答申案作成作業に参加していた。さらに、平成15（2003）年度から発足した東京都メディカルコントロール協議会事後検証委員会委員、指示・指導医委員会委員及び救急隊員の教育に関する委員会委員を務めているが、本書で述べた見解はあくまで私見にとどまることをお断りしておきたい。

また、本書の編集に当たっては、東京法令出版の水内清和氏、雪友恵氏のお世話になった。特に、水内氏には、プレホスピタル・ケア誌連載以来、本書の企画・編集・校正に至るまで、筆者をうまくリードしながら、本書の完成に導いていただいた。水内氏なしには本書は到底完成し得なかった。水内氏はじめ東京法令出版の方々に厚くお礼を申し上げる次第である。

最後に、本書の第２章ないし第６章は「救急業務をめぐる法律問題」杏林社会科学研究第19巻第１号（平成15（2003）年）及び「病院前救護の直面する問題に関する法律学の視点からの考察」杏林社会科学研究第20巻第２号（平成16（2004）年）を、第７章ないし終章は「連載　救急活動をめぐる法律問題　第１回～第14回」プレホスピタル・ケア第16巻５号（平成15（2003）年）～第18巻６号（平成17（2005）年）を、各々大幅に加筆修正したものである。

2006年７月

資　料

（関連条文）

〈掲載法令一覧〉

○民法

○刑法

○民事訴訟法

○刑事訴訟法

○弁護士法

○国家賠償法

○消防組織法

○消防法

○消防法施行令

○医師法

○保健師助産師看護師法

○救急救命士法

○救急救命士法施行規則

○救急業務実施基準

○救急隊員の行う応急処置等の基準

法令の内容現在は、平成27年１月１日です。

法令はすべて抄録登載です。

○民法〔抄〕（明治29年4月27日法律第89号）

最終改正　平成25年12月11日法律第94号

（債務不履行による損害賠償）

第415条　債務者がその債務の本旨に従った履行をしないときは、債権者は、これによって生じた損害の賠償を請求することができる。債務者の責めに帰すべき事由によって履行をすることができなくなったときも、同様とする。

（損害賠償の範囲）

第416条　債務の不履行に対する損害賠償の請求は、これによって通常生ずべき損害の賠償をさせることをその目的とする。

2　特別の事情によって生じた損害であっても、当事者がその事情を予見し、又は予見することができたときは、債権者は、その賠償を請求することができる。

（損害賠償の方法）

第417条　損害賠償は、別段の意思表示がないときは、金銭をもってその額を定める。

（過失相殺）

第418条　債務の不履行に関して債権者に過失があったときは、裁判所は、これを考慮して、損害賠償の責任及びその額を定める。

（請負）

第632条　請負は、当事者の一方がある仕事を完成することを約し、相手方がその仕事の結果に対してその報酬を支払うことを約することによって、その効力を生ずる。

（委任）

第643条　委任は、当事者の一方が法律行為をすることを相手方に委託し、相手方がこれを承諾することによって、その効力を生ずる。

（受任者の注意義務）

第644条　受任者は、委任の本旨に従い、善良な管理者の注意をもって、委任事務を処理する義務を負う。

（準委任）

第656条　この節の規定は、法律行為でない事務の委託について準用する。

（事務管理）

第697条　義務なく他人のために事務の管理を始めた者（以下この章において「管理者」という。）は、その事務の性質に従い、最も本人の利益に適合する方法によって、その事務の管理（以下「事務管理」という。）をしなければならない。

2　管理者は、本人の意思を知っているとき、又はこれを推知することができるときは、その意思に従って事務管理をしなければならない。

（緊急事務管理）

第698条　管理者は、本人の身体、名誉又は財産に対する急迫の危害を免れさせるために事務管理をしたときは、悪意又は重大な過失があるのでなければ、これによって生じた損害を賠償する責任を負わない。

（不法行為による損害賠償）

第709条　故意又は過失によって他人の権利又は法律上保護される利益を侵害した者は、これによって生じた損害を賠償する責任を負う。

（財産以外の損害の賠償）

第710条　他人の身体、自由若しくは名誉を侵害した場合又は他人の財産権を侵害した場合のいずれであるかを問わず、前条の規定により損害賠償の責任を負う者は、財産以外の損害に対しても、その賠償をしなければならない。

（責任能力）

第712条　未成年者は、他人に損害を加えた場合において、自己の行為の責任を弁識するに足りる知能を備えていなかったときは、その行為について賠償の責任を負わない。

（使用者等の責任）

第715条 ある事業のために他人を使用する者は、被用者がその事業の執行について第三者に加えた損害を賠償する責任を負う。ただし、使用者が被用者の選任及びその事業の監督について相当の注意をしたとき、又は相当の注意をしても損害が生ずべきであったときは、この限りでない。

2 使用者に代わって事業を監督する者も、前項の責任を負う。

3 前２項の規定は、使用者又は監督者から被用者に対する求償権の行使を妨げない。

○刑法〔抄〕（明治40年４月24日法律第45号）

最終改正 平成25年11月27日法律第86号

（正当行為）

第35条 法令又は正当な業務による行為は、罰しない。

（緊急避難）

第37条 自己又は他人の生命、身体、自由又は財産に対する現在の危難を避けるため、やむを得ずにした行為は、これによって生じた害が避けようとした害の程度を超えなかった場合に限り、罰しない。ただし、その程度を超えた行為は、情状により、その刑を減軽し、又は免除することができる。

2 前項の規定は、業務上特別の義務がある者には、適用しない。

（故意）

第38条 罪を犯す意思がない行為は、罰しない。ただし、法律に特別の規定がある場合は、この限りでない。

2 重い罪に当たるべき行為をしたのに、行為の時にその重い罪に当たることとなる事実を知らなかった者は、その重い罪によって処断することはできない。

3　法律を知らなかったとしても、そのことによって、罪を犯す意思がなかったとすることはできない。ただし、情状により、その刑を減軽することができる。

（1個の行為が2個以上の罪名に触れる場合等の処理）

第54条　1個の行為が2個以上の罪名に触れ、又は犯罪の手段若しくは結果である行為が他の罪名に触れるときは、その最も重い刑により処断する。

2　第49条第2項の規定は、前項の場合にも、適用する。

（公務執行妨害及び職務強要）

第95条　公務員が職務を執行するに当たり、これに対して暴行又は脅迫を加えた者は、3年以下の懲役若しくは禁錮又は50万円以下の罰金に処する。

2　公務員に、ある処分をさせ、若しくはさせないため、又はその職を辞させるために、暴行又は脅迫を加えた者も、前項と同様とする。

（証拠隠滅等）

第104条　他人の刑事事件に関する証拠を隠滅し、偽造し、若しくは変造し、又は偽造若しくは変造の証拠を使用した者は、2年以下の懲役又は20万円以下の罰金に処する。

（秘密漏示）

第134条　医師、薬剤師、医薬品販売業者、助産師、弁護士、弁護人、公証人又はこれらの職にあった者が、正当な理由がないのに、その業務上取り扱ったことについて知り得た人の秘密を漏らしたときは、6月以下の懲役又は10万円以下の罰金に処する。

2　宗教、祈禱（とう）若しくは祭祀（し）の職にある者又はこれらの職にあった者が、正当な理由がないのに、その業務上取り扱ったことについて知り得た人の秘密を漏らしたときも、前項と同様とする。

（公文書偽造等）

第155条　行使の目的で、公務所若しくは公務員の印章若しくは署名を使用して公務所若しくは公務員の作成すべき文書若しくは図画を偽造し、又は偽造した公務所若しくは公務員の印章若しくは署名を使用して公務所若しくは公務員の作成すべき文書若しくは図画を偽造した者は、１年以上10年以下の懲役に処する。

2　公務所又は公務員が押印し又は署名した文書又は図画を変造した者も、前項と同様とする。

3　前２項に規定するもののほか、公務所若しくは公務員の作成すべき文書若しくは図画を偽造し、又は公務所若しくは公務員が作成した文書若しくは図画を変造した者は、３年以下の懲役又は20万円以下の罰金に処する。

（虚偽公文書作成等）

第156条　公務員が、その職務に関し、行使の目的で、虚偽の文書若しくは図画を作成し、又は文書若しくは図画を変造したときは、印章又は署名の有無により区別して、前２条の例による。

（偽造公文書行使等）

第158条　第154条から前条までの文書若しくは図画を行使し、又は前条第１項の電磁的記録を公正証書の原本としての用に供した者は、その文書若しくは図画を偽造し、若しくは変造し、虚偽の文書若しくは図画を作成し、又は不実の記載若しくは記録をさせた者と同一の刑に処する。

2　前項の罪の未遂は、罰する。

（虚偽診断書等作成）

第160条　医師が公務所に提出すべき診断書、検案書又は死亡証書に虚偽の記載をしたときは、３年以下の禁錮又は30万円以下の罰金に処する。

（偽証）

第169条　法律により宣誓した証人が虚偽の陳述をしたときは、３月以上10年以下の懲役に処する。

（虚偽告訴等）

第172条　人に刑事又は懲戒の処分を受けさせる目的で、虚偽の告訴、告発その他の申告をした者は、３月以上10年以下の懲役に処する。

（殺人）

第199条　人を殺した者は、死刑又は無期若しくは５年以上の懲役に処する。

（自殺関与及び同意殺人）

第202条　人を教唆し若しくは幇助して自殺させ、又は人をその嘱託を受け若しくはその承諾を得て殺した者は、６月以上７年以下の懲役又は禁錮に処する。

（傷害）

第204条　人の身体を傷害した者は、15年以下の懲役又は50万円以下の罰金に処する。

（業務上過失致死傷等）

第211条　業務上必要な注意を怠り、よって人を死傷させた者は、５年以下の懲役若しくは禁錮又は100万円以下の罰金に処する。重大な過失により人を死傷させた者も、同様とする。

（信用毀損及び業務妨害）

第233条　虚偽の風説を流布し、又は偽計を用いて、人の信用を毀損し、又はその業務を妨害した者は、３年以下の懲役又は50万円以下の罰金に処する。

（威力業務妨害）

第234条　威力を用いて人の業務を妨害した者も、前条の例による。

○民事訴訟法〔抄〕（平成8年6月26日法律第109号）

最終改正　平成24年5月8日法律第30号

（書証の申出）

第219条　書証の申出は、文書を提出し、又は文書の所持者にその提出を命ずることを申し立ててしなければならない。

（文書提出義務）

第220条　次に掲げる場合には、文書の所持者は、その提出を拒むことができない。

(1)　当事者が訴訟において引用した文書を自ら所持するとき。

(2)　挙証者が文書の所持者に対しその引渡し又は閲覧を求めることができるとき。

(3)　文書が挙証者の利益のために作成され、又は挙証者と文書の所持者との間の法律関係について作成されたとき。

(4)　前三号に掲げる場合のほか、文書が次に掲げるもののいずれにも該当しないとき。

イ　文書の所持者又は文書の所持者と第196条各号に掲げる関係を有する者についての同条に規定する事項が記載されている文書

ロ　公務員の職務上の秘密に関する文書でその提出により公共の利益を害し、又は公務の遂行に著しい支障を生ずるおそれがあるもの

ハ　第197条第1項第二号に規定する事実又は同項第三号に規定する事項で、黙秘の義務が免除されていないものが記載されている文書

ニ　専ら文書の所持者の利用に供するための文書（国又は地方公共団体が所持する文書にあっては、公務員が組織的に用いるものを除く。）

ホ　刑事事件に係る訴訟に関する書類若しくは少年の保護事件の記録

又はこれらの事件において押収されている文書

（文書提出命令等）

第223条　裁判所は、文書提出命令の申立てを理由があると認めるときは、決定で、文書の所持者に対し、その提出を命ずる。この場合において、文書に取り調べる必要がないと認める部分又は提出の義務があると認めることができない部分があるときは、その部分を除いて、提出を命ずることができる。

2　裁判所は、第三者に対して文書の提出を命じようとする場合には、その第三者を審尋しなければならない。

3　裁判所は、公務員の職務上の秘密に関する文書について第220条第四号に掲げる場合であることを文書の提出義務の原因とする文書提出命令の申立てがあった場合には、その申立てに理由がないことが明らかなときを除き、当該文書が同号ロに掲げる文書に該当するかどうかについて、当該監督官庁（衆議院又は参議院の議員の職務上の秘密に関する文書についてはその院、内閣総理大臣その他の国務大臣の職務上の秘密に関する文書については内閣。以下この条において同じ。）の意見を聴かなければならない。この場合において、当該監督官庁は、当該文書が同号ロに掲げる文書に該当する旨の意見を述べるときは、その理由を示さなければならない。

4　前項の場合において、当該監督官庁が当該文書の提出により次に掲げるおそれがあることを理由として当該文書が第220条第四号ロに掲げる文書に該当する旨の意見を述べたときは、裁判所は、その意見について相当の理由があると認めるに足りない場合に限り、文書の所持者に対し、その提出を命ずることができる。

(1)　国の安全が害されるおそれ、他国若しくは国際機関との信頼関係が損なわれるおそれ又は他国若しくは国際機関との交渉上不利益を被るおそれ

(2)　犯罪の予防、鎮圧又は捜査、公訴の維持、刑の執行その他の公共の

安全と秩序の維持に支障を及ぼすおそれ

5　第３項前段の場合において、当該監督官庁は、当該文書の所持者以外の第三者の技術又は職業の秘密に関する事項に係る記載がされている文書について意見を述べようとするときは、第220条第四号ロに掲げる文書に該当する旨の意見を述べようとするときを除き、あらかじめ、当該第三者の意見を聴くものとする。

6　裁判所は、文書提出命令の申立てに係る文書が第220条第四号イからニまでに掲げる文書のいずれかに該当するかどうかの判断をするため必要があると認めるときは、文書の所持者にその提示をさせることができる。この場合においては、何人も、その提示された文書の開示を求めることができない。

7　文書提出命令の申立てについての決定に対しては、即時抗告をすることができる。

（第三者が文書提出命令に従わない場合の過料）

第225条　第三者が文書提出命令に従わないときは、裁判所は、決定で、20万円以下の過料に処する。

2　前項の決定に対しては、即時抗告をすることができる。

（証拠保全）

第234条　裁判所は、あらかじめ証拠調べをしておかなければその証拠を使用することが困難となる事情があると認めるときは、申立てにより、この章の規定に従い、証拠調べをすることができる。

○刑事訴訟法〔抄〕（昭和23年７月10日 法律第131号）

最終改正　平成26年６月25日法律第79号

〔公務上秘密と押収〕

第103条　公務員又は公務員であつた者が保管し、又は所持する物について、本人又は当該公務所から職務上の秘密に関するものであることを申し立てたときは、当該監督官庁の承諾がなければ、押収をすることはできない。但し、当該監督官庁は、国の重大な利益を害する場合を除いては、承諾を拒むことができない。

〔業務上秘密と押収〕

第105条　医師、歯科医師、助産師、看護師、弁護士（外国法事務弁護士を含む。）、弁理士、公証人、宗教の職に在る者又はこれらの職に在つた者は、業務上委託を受けたため、保管し、又は所持する物で他人の秘密に関するものについては、押収を拒むことができる。但し、本人が承諾した場合、押収の拒絶が被告人のためのみにする権利の濫用と認められる場合（被告人が本人である場合を除く。）その他裁判所の規則で定める事由がある場合は、この限りでない。

〔令状〕

第106条　公判廷外における差押え、記録命令付差押え又は捜索は、差押状、記録命令付差押状又は捜索状を発してこれをしなければならない。

〔差押状・捜索状の執行〕

第108条　差押状、記録命令付差押状又は捜索状は、検察官の指揮によつて、検察事務官又は司法警察職員がこれを執行する。ただし、裁判所が被告人の保護のため必要があると認めるときは、裁判長は、裁判所書記官又は司法警察職員にその執行を命ずることができる。

②～④　〔略〕

〔証拠保全の請求手続〕

第179条　被告人、被疑者又は弁護人は、あらかじめ証拠を保全しておかなければその証拠を使用することが困難な事情があるときは、第１回の公判期日前に限り、裁判官に押収、捜索、検証、証人の尋問又は鑑定の処分を請求することができる。

②　前項の請求を受けた裁判官は、その処分に関し、裁判所又は裁判長と

同一の権限を有する。

〔関係書類・証拠物の閲覧謄写〕

第180条　検察官及び弁護人は、裁判所において、前条第１項の処分に関する書類及び証拠物を閲覧し、且つ謄写することができる。但し、弁護人が証拠物の謄写をするについては、裁判官の許可を受けなければならない。

②　前項の規定にかかわらず、第157条の４第３項に規定する記録媒体は、謄写することができない。

③　被告人又は被疑者は、裁判官の許可を受け、裁判所において、第１項の書類及び証拠物を閲覧することができる。ただし、被告人又は被疑者に弁護人があるときは、この限りでない。

〔被疑者の出頭要求・取調べ〕

第198条　検察官、検察事務官又は司法警察職員は、犯罪の捜査をするについて必要があるときは、被疑者の出頭を求め、これを取り調べることができる。但し、被疑者は、逮捕又は勾留されている場合を除いては、出頭を拒み、又は出頭後、何時でも退去することができる。

②　前項の取調に際しては、被疑者に対し、あらかじめ、自己の意思に反して供述をする必要がない旨を告げなければならない。

③　被疑者の供述は、これを調書に録取することができる。

④　前項の調書は、これを被疑者に閲覧させ、又は読み聞かせて、誤がないかどうかを問い、被疑者が増減変更の申立をしたときは、その供述を調書に記載しなければならない。

⑤　被疑者が、調書に誤のないことを申し立てたときは、これに署名押印することを求めることができる。但し、これを拒絶した場合は、この限りでない。

〔令状による差押え・捜索・検証〕

第218条　検察官、検察事務官又は司法警察職員は、犯罪の捜査をするについて必要があるときは、裁判官の発する令状により、差押え、記録命令付差押え、捜索又は検証をすることができる。この場合において、身体の検査は、身体検査令状によらなければならない。

②～⑥　〔略〕

〔告訴権者〕

第230条　犯罪により害を被つた者は、告訴をすることができる。

〔告発〕

第239条　何人でも、犯罪があると思料するときは、告発をすることができる。

②　官吏又は公吏は、その職務を行うことにより犯罪があると思料するときは、告発をしなければならない。

○弁護士法〔抄〕（昭和24年6月10日 法律第205号）

最終改正　平成26年6月27日法律第91号

（報告の請求）

第23条の2　弁護士は、受任している事件について、所属弁護士会に対し、公務所又は公私の団体に照会して必要な事項の報告を求めることを申し出ることができる。申出があつた場合において、当該弁護士会は、その申出が適当でないと認めるときは、これを拒絶することができる。

2　弁護士会は、前項の規定による申出に基き、公務所又は公私の団体に照会して必要な事項の報告を求めることができる。

○国家賠償法〔抄〕（昭和22年10月27日 法律第125号）

〔公権力の行使に基づく賠償責任、求償権〕

第１条　国又は公共団体の公権力の行使に当る公務員が、その職務を行うについて、故意又は過失によつて違法に他人に損害を加えたときは、国又は公共団体が、これを賠償する責に任ずる。

②　前項の場合において、公務員に故意又は重大な過失があつたときは、国又は公共団体は、その公務員に対して求償権を有する。

〔賠償責任者〕

第３条　前２条の規定によつて国又は公共団体が損害を賠償する責に任ずる場合において、公務員の選任若しくは監督又は公の営造物の設置若しくは管理に当る者と公務員の俸給、給与その他の費用又は公の営造物の設置若しくは管理の費用を負担する者とが異なるときは、費用を負担する者もまた、その損害を賠償する責に任ずる。

②　前項の場合において、損害を賠償した者は、内部関係でその損害を賠償する責任ある者に対して求償権を有する。

○消防組織法〔抄〕（昭和22年12月23日法律第226号）

最終改正　平成26年５月30日法律第42号

（消防の任務）

第１条　消防は、その施設及び人員を活用して、国民の生命、身体及び財産を火災から保護するとともに、水火災又は地震等の災害を防除し、及びこれらの災害による被害を軽減するほか、災害等による傷病者の搬送を適切に行うことを任務とする。

（市町村の消防に関する責任）

第６条　市町村は、当該市町村の区域における消防を十分に果たすべき責任を有する。

（市町村の消防の管理）

第７条　市町村の消防は、条例に従い、市町村長がこれを管理する。

（市町村の消防に要する費用）

第８条　市町村の消防に要する費用は、当該市町村がこれを負担しなければならない。

（市町村の消防の相互の応援）

第39条　市町村は、必要に応じ、消防に関し相互に応援するように努めなければならない。

2　市町村長は、消防の相互の応援に関して協定することができる。

○消防法〔抄〕（昭和23年７月24日 法律第186号）

最終改正　平成26年６月13日法律第69号

〔目的〕

第１条　この法律は、火災を予防し、警戒し及び鎮圧し、国民の生命、身体及び財産を火災から保護するとともに、火災又は地震等の災害による被害を軽減するほか、災害等による傷病者の搬送を適切に行い、もつて安寧秩序を保持し、社会公共の福祉の増進に資することを目的とする。

〔用語の定義〕

第２条　〔略〕

②～⑧　〔略〕

⑨　救急業務とは、災害により生じた事故若しくは屋外若しくは公衆の出入する場所において生じた事故（以下この項において「災害による事故等」という。）又は政令で定める場合における災害による事故等に準ずる事故その他の事由で政令で定めるものによる傷病者のうち、医療機関その他の場所へ緊急に搬送する必要があるものを、救急隊によつて、医療機関（厚生労働省令で定める医療機関をいう。第７章の２において同

じ。）その他の場所に搬送すること（傷病者が医師の管理下に置かれるまでの間において、緊急やむを得ないものとして、応急の手当を行うことを含む。）をいう。

〔都道府県の救急業務等〕

第35条の9 都道府県知事は、救急業務を行つていない市町村の区域に係る道路の区間で交通事故の発生が頻繁であると認められるものについて当該交通事故により必要とされる救急業務を、関係市町村の意見を聴いて、救急業務を行つている他の市町村に実施するよう要請することができる。この場合において、その要請を受けた市町村は、当該要請に係る救急業務を行うことができる。

② 都道府県は、救急業務を行つていない市町村の区域に係る高速自動車国道又は一般国道のうち交通事故により必要とされる救急業務が特に必要な区間として政令で定める区間（前項の要請により救急業務が行われている道路の区間を除く。）について、当該救急業務を行つていない市町村の意見を聴いて、当該救急業務を行うものとする。この場合において、当該救急業務に従事する職員は、地方公務員法（昭和25年法律第261号）の適用については、消防職員とする。

〔協力要請等〕

第35条の10 救急隊員は、緊急の必要があるときは、傷病者の発生した現場付近に在る者に対し、救急業務に協力することを求めることができる。

② 救急隊員は、救急業務の実施に際しては、常に警察官と密接な連絡をとるものとする。

〔政令への委任〕

第35条の12 この章に規定するもののほか、救急隊の編成及び装備の基準その他救急業務の処理に関し必要な事項は、政令で定める。

○消防法施行令〔抄〕（昭和36年３月25日 政令第37号）

最終改正　平成26年11月12日政令第357号

（災害による事故等に準ずる事故その他の事由の範囲等）

第42条　法第２条第９項の災害による事故等に準ずる事故その他の事由で政令で定めるものは、屋内において生じた事故又は生命に危険を及ぼし、若しくは著しく悪化するおそれがあると認められる症状を示す疾病とし、同項の政令で定める場合は、当該事故その他の事由による傷病者を医療機関その他の場所に迅速に搬送するための適当な手段がない場合とする。

（救急隊の編成及び装備の基準）

第44条　救急隊（次条第１項に定めるものを除く。）は、救急自動車１台及び救急隊員３人以上をもつて、又は航空機１機及び救急隊員２人以上をもつて編成しなければならない。ただし、救急業務の実施に支障がないものとして総務省令で定める場合には、救急自動車１台及び救急隊員２人をもつて編成することができる。

2　前項の救急自動車及び航空機には、傷病者を搬送するに適した設備をするとともに、救急業務を実施するために必要な器具及び材料を備え付けなければならない。

3　第１項の救急隊員は、次の各号のいずれかに該当する消防職員をもつて充てるようにしなければならない。

(1)　救急業務に関する講習で総務省令で定めるものの課程を修了した者

(2)　救急業務に関し前号に掲げる者と同等以上の学識経験を有する者として総務省令で定める者

○医師法〔抄〕（昭和23年7月30日 法律第201号）

最終改正 平成26年6月13日法律第69号

〔医師でない者の医業禁止〕

第17条 医師でなければ、医業をなしてはならない。

〔診療に応ずる義務等〕

第19条 診療に従事する医師は、診察治療の求があつた場合には、正当な事由がなければ、これを拒んではならない。

2 診察若しくは検案をし、又は出産に立ち会つた医師は、診断書若しくは検案書又は出生証明書若しくは死産証書の交付の求があつた場合には、正当の事由がなければ、これを拒んではならない。

〔無診察治療等の禁止〕

第20条 医師は、自ら診察しないで治療をし、若しくは診断書若しくは処方せんを交付し、自ら出産に立ち会わないで出生証明書若しくは死産証書を交付し、又は自ら検案をしないで検案書を交付してはならない。但し、診療中の患者が受診後24時間以内に死亡した場合に交付する死亡診断書については、この限りでない。

第31条 次の各号のいずれかに該当する者は、3年以下の懲役若しくは100万円以下の罰金に処し、又はこれを併科する。

(1) 第17条の規定に違反した者

(2) 虚偽又は不正の事実に基づいて医師免許を受けた者

2 前項第一号の罪を犯した者が、医師又はこれに類似した名称を用いたものであるときは、3年以下の懲役若しくは200万円以下の罰金に処し、又はこれを併科する。

○保健師助産師看護師法〔抄〕（昭和23年7月30日 法律第203号）

最終改正　平成26年6月25日法律第83号

〔看護師の定義〕

第5条　この法律において「看護師」とは、厚生労働大臣の免許を受けて、傷病者若しくはじよく婦に対する療養上の世話又は診療の補助を行うことを業とする者をいう。

○救急救命士法〔抄〕（平成3年4月23日 法律第36号）

最終改正　平成26年6月13日法律第69号

（目的）

第1条　この法律は、救急救命士の資格を定めるとともに、その業務が適正に運用されるように規律し、もって医療の普及及び向上に寄与することを目的とする。

（定義）

第2条　この法律で「救急救命処置」とは、その症状が著しく悪化するおそれがあり、又はその生命が危険な状態にある傷病者（以下この項及び第44条第2項において「重度傷病者」という。）が病院又は診療所に搬送されるまでの間に、当該重度傷病者に対して行われる気道の確保、心拍の回復その他の処置であって、当該重度傷病者の症状の著しい悪化を防止し、又はその生命の危険を回避するために緊急に必要なものをいう。

2　この法律で「救急救命士」とは、厚生労働大臣の免許を受けて、救急救命士の名称を用いて、医師の指示の下に、救急救命処置を行うことを業とする者をいう。

（業務）

第43条　救急救命士は、保健師助産師看護師法（昭和23年法律第203号）第31条第１項及び第32条の規定にかかわらず、診療の補助として救急救命処置を行うことを業とすることができる。

2　前項の規定は、第９条第１項の規定により救急救命士の名称の使用の停止を命ぜられている者については、適用しない。

（特定行為等の制限）

第44条　救急救命士は、医師の具体的な指示を受けなければ、厚生労働省令で定める救急救命処置を行ってはならない。

2　救急救命士は、救急用自動車その他の重度傷病者を搬送するためのものであって厚生労働省令で定めるもの（以下この項及び第53条第二号において「救急用自動車等」という。）以外の場所においてその業務を行ってはならない。ただし、病院又は診療所への搬送のため重度傷病者を救急用自動車等に乗せるまでの間において救急救命処置を行うことが必要と認められる場合は、この限りでない。

（他の医療関係者との連携）

第45条　救急救命士は、その業務を行うに当たっては、医師その他の医療関係者との緊密な連携を図り、適正な医療の確保に努めなければならない。

（救急救命処置録）

第46条　救急救命士は、救急救命処置を行ったときは、遅滞なく厚生労働省令で定める事項を救急救命処置録に記載しなければならない。

2　前項の救急救命処置録であって、厚生労働省令で定める機関に勤務する救急救命士のした救急救命処置に関するものはその機関につき厚生労働大臣が指定する者において、その他の救急救命処置に関するものはその救急救命士において、その記載の日から５年間、これを保存しなければならない。

（秘密を守る義務）

第47条　救急救命士は、正当な理由がなく、その業務上知り得た人の秘密を漏らしてはならない。救急救命士でなくなった後においても、同様とする。

第53条　次の各号のいずれかに該当する者は、6月以下の懲役若しくは30万円以下の罰金に処し、又はこれを併科する。

⑴　第44条第1項の規定に違反して、同項の規定に基づく厚生労働省令の規定で定める救急救命処置を行った者

⑵　第44条第2項の規定に違反して、救急用自動車等以外の場所で業務を行った者

○救急救命士法施行規則〔抄〕（平成3年8月14日 厚生省令第44号）

最終改正　平成26年1月31日厚生労働省令第7号

（法第44条第1項の厚生労働省令で定める救急救命処置）

第21条　法第44条第1項の厚生労働省令で定める救急救命処置は、重度傷病者（その症状が著しく悪化するおそれがあり、又はその生命が危険な状態にある傷病者をいう。次条において同じ。）のうち、心肺機能停止状態の患者に対するものにあっては第1号（静脈路確保のためのものに限る。）から第3号までに掲げるものとし、心肺機能停止状態でない患者に対するものにあっては第1号及び第3号に掲げるものとする。

⑴　厚生労働大臣の指定する薬剤を用いた輸液

⑵　厚生労働大臣の指定する器具による気道確保

⑶　厚生労働大臣の指定する薬剤の投与

（法第44条第2項の厚生労働省令で定める救急用自動車等）

第22条　法第44条第2項の厚生労働省令で定めるものは、重度傷病者の搬

送のために使用する救急用自動車、船舶及び航空機であって、法第２条第１項の医師の指示を受けるために必要な通信設備その他の救急救命処置を適正に行うために必要な構造設備を有するものとする。

（法第46条第１項の厚生労働省令で定める救急救命処置録の記載事項）

第23条　法第46条第１項の厚生労働省令で定める救急救命処置録の記載事項は、次のとおりとする。

(1)　救急救命処置を受けた者の住所、氏名、性別及び年齢

(2)　救急救命処置を行った者の氏名

(3)　救急救命処置を行った年月日

(4)　救急救命処置を受けた者の状況

(5)　救急救命処置の内容

(6)　指示を受けた医師の氏名及びその指示内容

（法第46条第２項の厚生労働省令で定める機関）

第24条　法第46条第２項の厚生労働省令で定める機関は、病院、診療所及び消防機関とする。

○救急業務実施基準〔抄〕

（昭和39年３月３日　自消甲教発第６号
各都道府県知事あて　消防庁長官）

最終改正　平成26年10月31日消防救第186号

（目的）

第１条　この基準は、市町村の消防機関が行う救急業務について、必要な事項を定め、救急業務の能率的運営を図ることを目的とする。

（救急隊の出動）

第15条　消防長又は消防署長は、救急事故が発生した旨の通報を受けたとき又は救急事故が発生したことを知ったときは、当該事故の発生場所、

傷病者の数及び傷病の程度等を確かめ、直ちに所要の救急隊を出動させなければならない。

（口頭指導）

第16条　消防長は、救急要請時に、指令室又は現場出動途上の救急自動車等から、救急現場付近にある者に、電話等により応急手当の協力を要請し、その方法を指導するよう努めるものとする。

（搬送を拒んだ者の取扱い）

第17条　隊員は、救急業務の実施に際し、傷病者又はその関係者が搬送を拒んだ場合は、これを搬送しないものとする。

（医師の要請）

第18条　隊員は、次の各号のいずれかに該当する場合は、速やかに救急現場に医師を要請し、必要な措置を講ずるよう努めるものとする。

(1)　傷病者の状態からみて搬送することが生命に危険であると認められる場合

(2)　傷病者の状態からみて搬送可否の判断が困難な場合

（死亡者の取扱い）

第19条　隊員は、傷病者が明らかに死亡している場合又は医師が死亡していると診断した場合は、これを搬送しないものとする。

（活動の記録）

第24条　隊員は、救急活動を行った場合は、救急活動記録票等に次の各号に掲げる事項並びに活動概要等所要の事項を記録しておくものとする。

(1)　救急事故発生年月日

(2)　覚知時刻

(3)　発生場所

(4)　発生原因

(5)　傷病者の住所・氏名・年齢・性別

(6)　傷病の部位・程度

(7)　傷病者を搬送した医療機関名・医師等

2　隊員は、傷病者を搬送し、医療機関に引渡した場合は、当該事実を確認する医師の署名又は押印を受けるとともに、傷病名、傷病程度等について、当該医師の所見を聴し、救急活動記録票等に記録しておくものとする。

3　隊員は、応急処置等を行うに際し、医師の指示があった場合には、当該医師の氏名及びその指示内容を救急活動記録票等に記録しておくものとする。

○救急隊員の行う応急処置等の基準〔抄〕

（昭和53年７月１日
消防庁告示第２号）

最終改正　平成16年８月26日消防庁告示第21号

（目的）

第１条　この基準は、救急隊員の行う応急処置等の基準となるべき事項を定め、もつて救急業務の適正な運営に資することを目的とする。

（救急隊員の意義）

第２条　この基準において救急隊員とは、消防法施行令（昭和36年政令第37号）第44条第３項又は第44条の２第３項に該当する者をいう。

（応急処置を行う場合）

第３条　救急隊員は、傷病者を医療機関その他の場所に収容し、又は救急現場に医師が到着し、傷病者が医師の管理下に置かれるまでの間において、傷病者の状態その他の条件から応急処置を施さなければその生命が危険であり、又はその症状が悪化する恐れがあると認められる場合に応急処置を行うものとする。

（応急処置の原則）

第４条　応急処置は、次の各号に掲げる原則に従つて行うものとする。

(1)　短時間に行うことができ、かつ効果をもたらすことが客観的に認められている処置であること。

(2)　複雑な検査を必要とすることなく、消防庁長官が別に定める装備資器材を用いて行う処置であること。

（観察等）

第５条　救急隊員は、応急処置を行う前に、傷病者の症状に応じて、次の表の上〔左〕欄に掲げる事項について下〔右〕欄に掲げるところに従い傷病者の観察等を行うものとする。

区　　　分	方　　　　　法
(一)　顔貌	表情や顔色を見る。
(二)　意識の状態	ア　傷病者の言動を観察する。 イ　呼びかけや皮膚の刺激に対する反応を調べる。 ウ　瞳孔の大きさ、左右差、変形の有無を調べる。 エ　懐中電灯等光に対する瞳孔反応を調べる。
(三)　出血	出血の部位、血液の色及び出血の量を調べる。
(四)　脈拍の状態	橈骨動脈、総頸動脈、大腿動脈等を指で触れ、脈の有無、強さ、規則性、脈の早さを調べる。
(五)　呼吸の状態	ア　胸腹部の動きを調べる。 イ　頬部及び耳を傷病者の鼻及び口元に寄せて空気の動きを感じとる。
(六)　皮膚の状態	皮膚や粘膜の色及び温度、付着物や吐物等の有無及び性状、創傷の有無及び性状、発汗の状態等を調べる。
(七)　四肢の変形や運動の状態	四肢の変形や運動の状態を調べる。
(八)　周囲の状況	傷病発生の原因に関連した周囲の状況を観察する。

2　消防庁長官、都道府県知事、市町村長又は消防庁長官が定める者が行う救急業務に関する講習の課程で、消防学校の教育訓練の基準（平成15年消防庁告示第3号）別表第二6に掲げるもの又はこれと同等以上と認められる講習の課程を修了した救急隊員は、前項に掲げるもののほか、応急処置を行う前に、傷病者の症状に応じて、次の表の上〔左〕欄に掲げる事項について下〔右〕欄に掲げるところに従い傷病者の観察等を行うものとする。

区　　　分	方　　　法
(一)　血圧の状態	血圧計を使用して血圧を測定する。
(二)　心音及び呼吸音等の状態	聴診器を使用して心音及び呼吸音等を聴取する。
(三)　血中酸素飽和度の状態	血中酸素飽和度測定器を使用して血中酸素飽和度を測定する。
(四)　心電図	心電計及び心電図伝送装置を使用して心電図伝送等を行う。

3　救急隊員は、応急処置を行う前に、傷病者本人又は家族その他の関係者から主訴、原因、既往症を聴取するものとする。

（応急処置の方法）

第6条　救急隊員は、前条の観察等の結果に基づき、傷病者の症状に応じて、次の表の上〔左〕欄に掲げる事項について下〔右〕欄に掲げるところに従い応急処置を行うものとする。

区　　分	方	法
(一)　意識、呼吸、循環の障害に対する処置	ア　気道確保	(ア)　口腔内の清拭 直接手指又は手指にガーゼを巻き、異物を口角部からかき出す。 (イ)　口腔内の吸引 口腔内にある血液や粘液等を吸引器を用いて吸引し除去する。 (ウ)　咽頭異物の除去 背部叩打法又はハイムリック法により咽頭異物を除去する。 (エ)　頭部後屈法又は下顎挙上法による気道確保 頭部後屈法又は下顎挙上法で気道を確保する。 (オ)　エァーウェイによる気道確保

		気道確保を容易にするためエァーウェイを挿入する。
(一) 意識、呼吸、循環の障害に対する処置	イ 人工呼吸	(ア) 呼気吹き込み法による人工呼吸 次の方法により直接傷病者の口や鼻から呼気を吹き込む。 a 口対口による人工呼吸 b 口対鼻による人工呼吸 c 口対ポケットマスクによる人工呼吸 (イ) 手動式人工呼吸器（マスクバッグ人工呼吸器）による人工呼吸 手動式人工呼吸器を用いて人工呼吸を行う。 (ウ) 自動式人工呼吸器による人工呼吸 自動式人工呼吸器を用いて人工呼吸を行う。 (エ) 用手人工呼吸 ジルベスター法変法又はアイブイ法等により人工呼吸を行う。
	ウ 胸骨圧迫心マッサージ	手を用いて胸骨をくり返し圧迫することにより心マッサージを行う。
	エ 除細動	自動体外式除細動器による除細動を行う。
	オ 酸素吸入	加湿流量計付酸素吸入装置その他の酸素吸入器による酸素吸入を行う。
(二) 外出血の止血に関する処置	ア 出血部の直接圧迫による止血	出血部を手指又はほう帯を用いて直接圧迫して止血する。
	イ 間接圧迫による止血	出血部より中枢側を手指又は止血帯により圧迫して止血する。
(三) 創傷に対する処	創傷をガーゼ等で被覆しほう帯をする。	

置	
㈣　骨折に対する処置	副子を用いて骨折部分を固定する。
㈤　体位	傷病者の症状や創傷部の保護等に適した体位をとる。
㈥　保温	毛布等により保温する。
㈦　その他	傷病者の生命の維持又は症状の悪化の防止に必要と認められる処置を行う。

2　前条第2項に規定する救急隊員は、前項に掲げるもののほか、前条の観察等の結果に基づき、傷病者の症状に応じて、次の表の上〔左〕欄に掲げる事項について下〔右〕欄に掲げるところに従い応急処置を行うものとする。

区　　分	方　法	
㈠　意識、呼吸、循環の障害に対する処置	ア　気道確保	㈦　吐物及び異物の除去 喉頭鏡及び異物除去に適した鉗子等を使用して吐物及び異物を除去する。 ㈣　経鼻エァーウェイによる気道確保 気道確保を容易にするため経鼻エァーウェイを挿入する。
	イ　胸骨圧迫心マッサージ	自動式心マッサージ器を用いて心マッサージを行う。
㈡　血圧の保持に関する処置並びに骨折に対する処置	ショック・パンツを使用して血圧の保持と骨折肢の固定を行う。	

㈢　その他	在宅療法継続中の傷病者の搬送時に、継続されている療法を維持するために必要な処置を行う。

3　救急救命士（救急救命士法（平成３年法律第36号）第２条第２項に規定する救急救命士をいう。）の資格を有する救急隊員は、前２項に掲げるもののほか、救急救命士法の定めるところにより、応急処置を行うものとする。

（医師の指示の下に行う応急処置）

第７条　傷病者が医師の管理下にある場合において医師の指示があるときは、救急隊員は前２条の規定によることなく医師の指示に従い応急処置を行うものとする。

［著者紹介］
橋本雄太郎（はしもと　ゆうたろう）
1951年生まれ
1975年慶應義塾大学法学部卒業
慶応義塾大学大学院法学研究科博士課程単位取得退学
杏林大学社会科学部助手、専任講師、助教授、教授を経て
現在、杏林大学総合政策学部教授、同大学院国際協力研究科教授。

病院前救護をめぐる法律問題

平成18年11月20日　初　版　発　行
平成27年２月15日　初版６刷発行

著　者　橋本雄太郎
発行者　星沢卓也
発行所　東京法令出版株式会社

112-0002	東京都文京区小石川５丁目17番３号	03(5803)3304
534-0024	大阪市都島区東野田町１丁目17番12号	06(6355)5226
062-0902	札幌市豊平区豊平２条５丁目１番27号	011(822)8811
980-0012	仙台市青葉区錦町１丁目１番10号	022(216)5871
462-0053	名古屋市北区光音寺町野方1918番地	052(914)2251
730-0005	広島市中区西白島町11番９号	082(212)0888
810-0011	福岡市中央区高砂２丁目13番22号	092(533)1588
380-8688	長野市南千歳町１００５番地	

〔営業〕TEL 026(224)5411　FAX 026(224)5419
〔編集〕TEL 026(224)5412　FAX 026(224)5439
http://www.tokyo-horei.co.jp/

ISBN978-4-8090-2214-2